·四川大学精品立项教材·

女性盆底康复学

NÜXING PENDI KANGFUXUE

主　编　牛晓宇

副主编　陈悦悦　魏冬梅

编　委　牛晓宇　陈悦悦　魏冬梅
　　　　杨　帆　罗　红　宁　刚
　　　　沈　宏　罗德毅　郑　重
　　　　钟　洁

四川大学出版社

项目策划：许　奕
责任编辑：许　奕
责任校对：张伊伊
封面设计：墨创文化
责任印制：王　炜

图书在版编目（CIP）数据

女性盆底康复学／牛晓宇主编．—成都：四川大
学出版社，2019.7（2024.7重印）
　ISBN 978-7-5690-3441-7

Ⅰ．①女… Ⅱ．①牛… Ⅲ．①女性－骨盆底－功能性
疾病－康复训练－教材 Ⅳ．① R711.509

中国版本图书馆 CIP 数据核字（2019）第 296081 号

书　名	女性盆底康复学
主　　编	牛晓宇
出　　版	四川大学出版社
地　　址	成都市一环路南一段 24 号（610065）
发　　行	四川大学出版社
书　　号	ISBN 978-7-5690-3441-7
印前制作	四川胜翔数码印务设计有限公司
印　　刷	四川五洲彩印有限责任公司
成品尺寸	185mm×260mm
印　　张	10.5
字　　数	254 千字
版　　次	2019 年 12 月第 1 版
印　　次	2024 年 7 月第 9 次印刷
定　　价	39.00 元

◆ 读者邮购本书，请与本社发行科联系。
　电话：(028)85408408/(028)85401670/
　(028)86408023　邮政编码：610065
◆ 本社图书如有印装质量问题，请寄回出版社调换。
◆ 网址：http://press.scu.edu.cn

四川大学出版社
微信公众号

前　言

盆底功能障碍性疾病是指由各种病因导致盆底支持结构薄弱而造成盆腔器官位置和功能异常的一组疾病，具体包括盆腔器官脱垂、性功能障碍、尿失禁、粪失禁和慢性盆腔疼痛等。中国45％的已婚已育妇女患有不同程度的盆底功能障碍性疾病。约有1/5的产妇在产后有尿失禁的情况，1/4～1/2的成年妇女有尿失禁的经历，1/4的65岁以上老人和妇女患有不同程度的尿失禁。仅北京地区女性尿失禁患者的发病率就高达46.5％，且年龄越大，发病率越高。78％的已育妇女因阴道松弛而引起夫妻生活不满意。

盆底功能障碍性疾病发生的解剖学基础是怎样的呢？女性盆腔器官的解剖结构支撑是由盆底肌肉和骨性骨盆的结缔组织附着物的相互作用所提供的。肛提肌复合体（由耻尾肌、耻骨直肠肌和髂尾肌组成）为盆腔器官提供主要的支撑，它为盆腔器官的依靠提供了牢固且具有弹性的基底。盆内筋膜附着物，尤其是被称为宫骶韧带和主韧带的盆内筋膜的凝聚，可固定盆腔器官于正确的位置，以使盆腔肌肉提供最佳的支撑。

1990年，Petros 和 Ulmsten 提出整体理论。1994年，DeLancey 提出在水平方向上将阴道支持轴分为三个水平：①顶端支持，由骶韧带－子宫主韧带复合体垂直支持子宫、阴道上1/3；②水平支持，由耻骨宫颈筋膜附着于两侧腱弓形成白线和直肠阴道筋膜肛提肌中线，支持膀胱、阴道上2/3和直肠；③远端支持，耻骨宫颈筋膜和直肠阴道筋膜远端延伸融合于会阴体，支持尿道远端。DeLancey 理论阐明了三个水平的阴道支撑体系，它们互相协调，构成一个整体。骨盆区域的神经支配源于融合形成阴部神经的S_2、S_3 和 S_4 脊髓节段。阴部神经支配肛门外括约肌，而肛提肌、尾骨肌和尿生殖膈似乎由直接相连的 S_2、S_3 和 S_4 神经所支配。

妊娠、分娩、肥胖、药物、雌激素缺乏、盆底手术、神经损害等均与盆底功能障碍性疾病发病有关。妊娠及分娩是公认的导致盆底功能障碍性疾病的高危因素。2016年，DeLancey 发现，盆腔器官的支撑依赖于肛提肌和盆底结缔组织之间的相互作用。盆底器官脱垂的发生主要是由肛提肌的损伤以及连接盆腔器官与盆底壁之间的结缔组织力量薄弱造成的，而异常状态的阴道壁筋膜组织仅仅是次要因素。

在盆底功能障碍性疾病中，慢性盆腔疼痛越来越受到医患双方的关注。疾病范畴包括阴部神经痛和盆底肌疼痛。阴部神经痛是常见的外周神经痛，主要通过"南斯标准"（the Nantes Criteria）进行排除性的临床诊断：①阴部神经分布区域的疼痛；②疼痛坐位时显著加重；③患者夜间不会因为疼痛影响睡眠；④疼痛不伴客观感觉障碍；⑤诊断性阴部神经阻滞后疼痛减轻。盆底肌疼痛是指会阴部、盆底有明确的疼痛、痉挛或在会阴及盆底检查时出现急性肌筋膜触痛点。研究发现，78.3%的患者至少存在一个肌筋膜触痛点，67.8%的患者存在多个触痛点。最常见的触痛部位包括闭孔内肌、耻骨直肠肌、腱弓和髂尾肌，病因包括感染、分娩、盆腔手术、外伤等。

盆底康复治疗是目前业内公认有效并作为一线方案推荐的盆底功能障碍性疾病防治措施。康复技术包括盆底肌锻炼（Kegel训练）、低频电刺激、生物反馈、家庭肌肉康复器（阴道哑铃）、子宫托、行为治疗（膀胱训练等）、磁刺激、超脉冲 CO_2 点阵激光、肌内效贴布、干细胞修复治疗以及团体心理治疗等。当康复治疗效果不佳或疾病确实较重时，可以考虑手术治疗，以自身组织的缩短或折叠式加强修复，最终可以酌情使用人工合成材料重建盆底力学结构。此外，应强调盆底功能障碍性疾病是老年退行性疾病，需要对患者进行长期随访管理，重视并治疗并发症，做到早发现和早干预。

盆底功能障碍性疾病是普遍的公共卫生问题，而且随着年龄的增长，发病率呈现明显增加态势。因此，防治工作需要覆盖妇女的终生。妊娠、分娩过程中盆底组织损伤是盆底功能障碍性疾病发病的重要因素之一，围生期是盆底功能障碍性疾病发病的高峰时间段，产后是防治盆底功能障碍性疾病的重要阶段和理想时机，所以盆底功能障碍性疾病防治总策略：预防性干预及治疗从产后恰当时机及时开始进行，哪怕仅进行基本的盆底肌锻炼也非常必要。争取有更多的产妇接受科学指导下的系统防治干预措施，鼓励妇女养成维护盆底功能健康的良好生活习惯，并持续终生。

本书的写作要衷心感谢所有编委的共同努力和四川大学华西第二医院盆底康复中心全体同仁的大力支持和帮助。未来我们还将持续追踪学术研究前沿，不断完善本书的内容，更好地满足广大盆底功能障碍性疾病医务人员的需求，做出我们应有的贡献。

牛晓宇

2019年8月

目　录

第一章　盆底功能障碍性疾病概述

第一节　女性盆底解剖基础

　　女性盆底（Pelvic Floor）是封闭骨盆出口、承托盆腔器官的多层肌肉和筋膜，有尿道、阴道和直肠贯穿其中。盆底前方为耻骨联合下缘，后方为尾骨尖。盆底肌群、筋膜、韧带及神经构成了复杂的盆底支持系统，其互相作用和支持，承托并保持子宫、膀胱和直肠等盆腔器官处于正常位置，参与调控上述各器官的功能。

　　盆底的肌肉、韧带和筋膜组成了一个肌性－弹力系统。该系统塑造了盆腔器官的形态和功能。筋膜是一种纤维肌性组织，由平滑肌、胶原蛋白、弹性蛋白、神经和血管组成，并形成部分阴道壁，是阴道的重要组成部分。筋膜的功能是悬吊或加固器官，连接器官与肌肉。筋膜独立增厚的部分称为韧带。盆腔器官包括膀胱、阴道和直肠，它们都没有固定的形状和强度。筋膜的作用是加固和支持这些器官，韧带的作用是悬吊这些器官并作为肌肉的锚定点，肌肉的牵拉使这些器官获得形态和强度，血管和神经对上述肌肉、韧带和筋膜以及器官起着营养、支配和调控的作用。

　　正常盆底依赖完整的肌肉、结缔组织和神经的相互作用，维持动态的平衡。目前，对盆底解剖的研究已不能局限于传统解剖学，盆底结构的功能性解剖研究正日益受到重视。

一、骨性结构

　　盆底的被动支持由骨骼系统提供。骨骼系统作为肌肉的附着点，对组成盆底的肌肉和韧带起着极为重要的支持作用。耻骨、髂骨、坐骨、骶骨和尾骨组成真性骨盆，耻骨支、坐骨棘和骶骨均为重要的肌肉附着点（图1-1）。

1

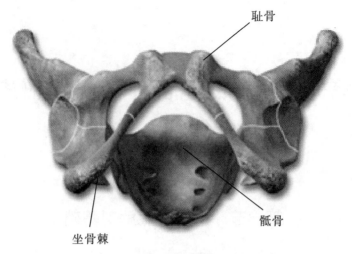

耻骨

骶骨

坐骨棘

图 1-1　盆底骨骼的组成

盆底前方为耻骨联合下缘，后方为尾骨尖，两侧为耻骨降支、坐骨升支及坐骨结节。耻骨与坐骨围成闭孔。两侧坐骨结节前缘的连线将骨盆分为前、后两个三角区：前三角区为尿生殖三角，向后下倾斜，有尿道和阴道通过；后三角区为肛门三角，向前下倾斜，有肛管通过。

骨盆的骨性标志主要有耻骨、坐骨棘和骶骨。

（一）耻骨

耻骨位于骨盆前方，分为耻骨体、耻骨降支和耻骨升支。耻骨与坐骨围成闭孔。耻骨联合下缘是盆筋膜腱弓前部的起点，也是肛提肌前部的附着点，是女性盆底解剖中重要的解剖学标志。尤其在治疗压力性尿失禁的手术中，耻骨是极其重要的骨性标志和操作位点。

（二）坐骨棘

坐骨分为坐骨体和坐骨支。坐骨体和坐骨支的移行处是坐骨结节。坐骨的后下部有一个三角形的突起，称为坐骨棘。坐骨棘与骶骨、尾骨之间扇形的致密结缔组织带是骶棘韧带。坐骨棘不仅是骶棘韧带前方的起始点，也是盆筋膜腱弓后方的起点，是盆底最重要的骨性结构。在纠正盆腔器官脱垂，尤其是中盆腔缺陷和后盆腔缺陷的手术中，必须首先清晰地触诊到坐骨棘，然后才能进行下一步的操作。因此坐骨棘具有极其重要的解剖学意义。

（三）骶骨

骶骨位于骨盆后方，是耻尾肌及肛提肌板终止的位点，也是骶棘韧带后方的附着点。骶骨固定术即是将网片固定在骶骨前方的前纵韧带上。骶骨下方与尾骨相连，骶尾关节弯曲异常，造成尾骨前弯伸展较长，可引起慢性尾骨痛。

二、盆底肌组织

盆底肌组织由外向内分为三层。

（一）外层

在外生殖器、会阴皮肤和皮下组织的下面有一层会阴浅筋膜，其深面由三对肌肉及一括约肌组成盆底的浅肌肉层。此层肌肉的肌腱汇合于阴道外口和肛门之间，即会阴体中央，形成中心腱（图1-2）。

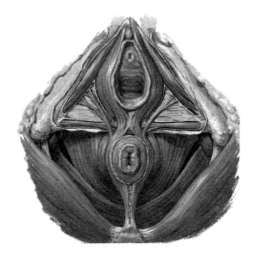

图1-2　盆底浅层肌肉组织

（1）球海绵体：覆盖前庭球和前庭大腺，向前经阴道两侧附着于阴蒂海绵体根部，向后与肛门外括约肌交叉混合。球海绵体收缩时能紧缩阴道，所以又称为阴道括约肌。

（2）坐骨球海绵体：始于坐骨结节内侧，沿坐骨升支和耻骨降支前行，向上止于阴蒂海绵体。

（3）会阴浅横肌：自两侧坐骨结节内侧面中线向中心腱汇合。

（4）肛门外括约肌：为围绕肛门的环形肌束，前端汇合于中心腱，后端与尾骨相连。

（二）中层

中层是一层三角形的致密肌肉筋膜组织，叫会阴隔膜，以前称为泌尿生殖膈。这是一层厚的膜性纤维片，并非以前所认为的那样是由中间肌层、上下膜性层所构成的。会阴隔膜两侧连于耻骨支，后缘为游离缘，中线部附着于尿道、阴道壁和会阴体。会阴隔膜附着于耻骨支以提供支托力，防止其下垂。

（三）内层

内层盆底肌由一对肛提肌和一对尾骨肌构成，称为盆膈。自前向后依次有尿道、阴道、直肠穿过，形成盆膈中央的裂隙，这是盆膈最薄弱之处，称为生殖裂孔。

（1）肛提肌：盆底最重要的支持结构，是一对三角形的肌肉，两侧对称，由两侧盆

3

底向下向内合成漏斗形（图1-3、图1-4）。每侧肛提肌自前内向后外依次为：

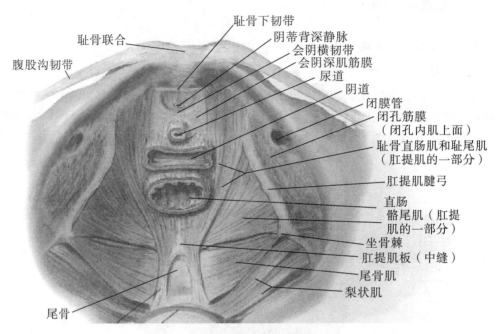

图1-3　盆膈内上面观

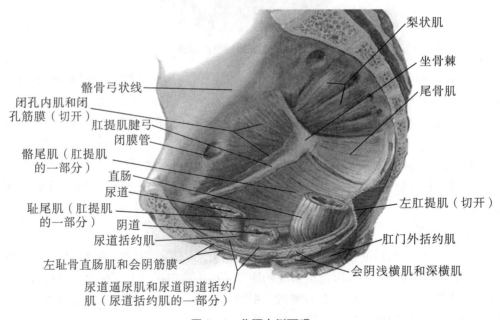

图1-4　盆膈内侧面观

1）耻骨阴道肌，位于前内侧，起自耻骨盆面和肛提肌腱弓前部，肌纤维沿尿道、阴道两侧排列，与尿道壁、阴道壁肌肉互相交织，并与对侧肌纤维构成U形襻围绕阴道、尿道，有协助缩小阴道的作用。

2）耻骨直肠肌，位于中间部，是肛提肌中最强大的部分，起自耻骨盆面、肛提肌腱弓前部以及会阴隔膜，向后止于肛管的侧壁、后壁和会阴中心腱。这部分肌束较发达，在直肠肛管移行处构成 U 形袢，是肛直肠环的主要组成部分，作用为控制排便。

3）耻尾肌：肛提肌中最靠前内侧的部分，起于耻骨体后面和肛提肌腱弓前部，向后下方，止于骶尾骨和肛尾韧带。两侧耻尾肌在直肠后方中线融合，并在直肠下形成肛提肌板。耻尾肌群形成生殖裂孔的侧缘。

4）髂尾肌：位于后外侧部，宽而薄，起于肛提肌腱弓的后部和坐骨棘盆面，肌纤维向内、下、后方，止于尾骨的侧缘、尾骨尖和肛尾韧带，形成肛提肌板。

肛提肌腱弓在肛提肌附着处以上，位于闭孔筋膜上部，耻骨体后面与坐骨棘之间的连线上，由闭孔筋膜、肛提肌筋膜及肛提肌起始端退化的纤维共同组成。

肛提肌作为一个整体发挥作用。盆底肌功能正常时，盆腔器官保持在肛提肌板之上，远离生殖裂孔。腹腔内压力增加将盆腔器官向骶骨窝推挤，肛提肌板能防止其下降。并且腹腔内压力增加时，肛提肌的张力反应性增加，并缩小生殖裂孔。

（2）尾骨肌：位于肛提肌的后方，是混杂有腱纤维的薄弱三角形肌，起自坐骨棘盆面和坐骨棘外后方坐骨大孔的骨缘。肌纤维呈扇形，止于骶骨、尾骨的侧缘。尾骨肌位于骶棘韧带的前内侧，并覆盖骶棘韧带。尾骨肌协助肛提肌封闭骨盆底，承托盆腔器官，固定骶骨、尾骨的位置。

在会阴中部，直肠和阴道口之间有一个重要的肌腱类结构，叫会阴体。会阴体是肛提肌（耻骨直肠肌、耻尾肌）、会阴深横肌、会阴膈膜、会阴浅横肌、球海绵体、肛门括约肌、阴道后壁肌的中部附着点。该附着点为盆底支持提供了固定阴道后壁和直肠的第二支撑点。

三、盆底结缔组织

盆底结缔组织作为整个盆腔的连续网状结构，在某些部位增厚而发挥特定的作用。盆筋膜是腹内筋膜向下的一部分，分为壁层筋膜和脏层筋膜。壁层筋膜被覆盆壁和盆底肌，脏层筋膜环绕盆腔器官及血管神经束，形成鞘、囊或韧带，对盆腔器官起保护和支持作用。为了叙述方便，我们把盆筋膜分为盆壁筋膜、盆膈筋膜和盆脏筋膜来讲述。

（一）盆壁筋膜

盆壁筋膜指被覆盆腔四壁的筋膜，包括骶前筋膜、梨状肌筋膜和闭孔筋膜。骶前筋膜位于直肠筋膜鞘和盆膈上筋膜之间，像一个吊床扩展于两边的盆筋膜腱弓。它向下延伸到肛管直肠结合处，与直肠筋膜鞘融合。左、右腹下神经及下腹下丛神经都包被在骶前筋膜内。

（二）盆膈筋膜

盆膈筋膜包括盆膈上、下筋膜。盆膈上筋膜是盆壁筋膜向下的延续，覆盖于肛提肌和尾骨肌上面，前方附着于耻骨体盆面，两侧与闭孔筋膜融合，向后与梨状肌筋膜相连，向内下方移行为盆筋膜的脏层。盆膈下筋膜位于肛提肌、尾骨肌的下面，较薄，上方起于肛提肌腱弓，向两侧与闭孔筋膜相延续，并覆盖坐骨直肠窝的内侧壁，向内下方移行为尿道括约肌和肛门括约肌的筋膜。

盆筋膜腱弓是盆底筋膜呈曲线状增厚的筋膜纤维组织，接受盆膈上筋膜和闭孔筋膜发出的纤维，走行于耻骨联合下缘和坐骨棘之间，位于肛提肌腱弓的稍下方，又称为"白线"（图1-5）。它的前段纤维与耻尾肌外侧的盆底筋膜相接，中段与阴道旁侧结缔组织相连，后段与肛提肌腱弓融合。它是将盆腔器官、盆底肌及盆壁筋膜组织联系起来的重要结构。它的作用类似吊桥的承力索，提供将尿道悬于阴道前壁的支持力量，并阻止在腹压增加时阴道前壁和近端尿道向尾端移位。另外，由于盆筋膜腱弓前、后部均固定于盆壁，在尿道中段悬吊术中和经阴道前盆底重建术中常被用作固定点。

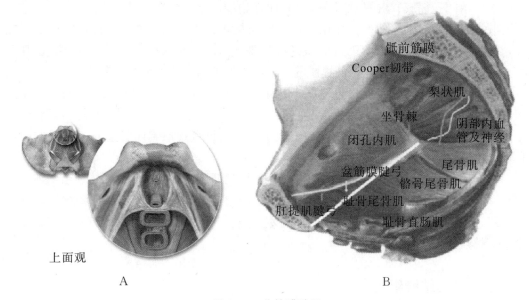

上面观

A

B

图1-5 盆筋膜腱弓

（三）盆脏筋膜

盆脏筋膜为盆膈上筋膜在器官表面的延续，是包绕在盆腔器官周围的结缔组织膜，在器官周围形成筋膜鞘、筋膜膈及韧带等，有支持和固定器官位置的作用。

（1）直肠侧韧带（直肠柱）：约第3骶椎水平从盆筋膜腱弓向前内侧发出，与直肠外侧壁的筋膜相连，内含盆丛的直肠支与直肠中动脉。

（2）宫骶韧带：起自第2～4骶骨，经直肠两侧向前，止于宫颈内口平面后方的肌层和阴道上份的外侧壁，并与盆膈上筋膜融合。它主要由平滑肌、盆腔器官自主神经、混合结缔组织和血管组成，其内侧为直肠，外侧为输尿管，是手术的重要标志。宫骶韧带向后上方牵引宫颈，防止子宫前移，维持子宫前屈。

（3）主韧带：位于子宫阔韧带基底部，连接于盆筋膜腱弓与子宫颈及阴道上端之间。韧带上方与阔韧带的腹膜外组织相连，下方与盆膈上筋膜相连，内有子宫动脉、阴道及子宫静脉丛、神经及淋巴管、输尿管穿行。主韧带对子宫起着重要的固定作用。

（4）直肠阴道筋膜：位于直肠阴道间隙，在直肠与阴道之间，是一冠状位的结缔组织筋膜，为盆腔筋膜的一部分。其向上附着于直肠子宫陷凹，下达盆底，两侧附着于盆侧壁。

（5）耻骨宫颈筋膜：位于膀胱阴道间隙，是膀胱颈、尿道与宫颈、阴道之间的纤维肌性组织，其头端为膀胱宫颈韧带，连于宫颈环，侧方连于盆筋膜腱弓。其组织薄弱，可致阴道前壁膨出。

（6）耻骨膀胱韧带和耻骨尿道韧带：耻骨膀胱韧带是位于耻骨后面、盆筋膜腱弓前部与膀胱颈和尿道上部之间的结缔组织韧带，有左、右两条。每侧韧带都有两个部分：内侧部较坚韧，位于中线两侧；外侧部较宽、较薄弱，由膀胱颈连于盆筋膜腱弓前部。耻骨膀胱韧带对膀胱起固定作用。耻骨膀胱韧带向尿道方向延续形成耻骨尿道韧带，两者之间无明显界限。耻骨尿道韧带的损伤或萎缩，可导致尿道过度活动，发生压力性尿失禁。耻骨后尿道中段悬吊术（TVT）手术吊带的作用就是加强耻骨尿道韧带的功能，使尿道中段适当地固定于耻骨。

四、盆腔器官

现代盆底结构解剖学从垂直方向将盆底结构分为前盆腔、中盆腔和后盆腔。前盆腔包括阴道前壁、膀胱、尿道，中盆腔包括阴道顶部、子宫，后盆腔包括阴道后壁、直肠。

需要注意的是，直立时，子宫颈保持在坐骨棘平面以上。

五、盆底的神经

盆底的躯体神经来自腰、骶神经丛，自主神经来自骶交感干、腹下丛和盆内脏神经。

（一）躯体神经

（1）闭孔神经：来自腰丛，在腰大肌内下行，进入骨盆后沿闭孔内肌表面向前下行，与闭孔血管汇合后紧贴耻骨穿过闭孔管至股部。清扫闭孔淋巴结时，应注意勿损伤此神经。

（2）生殖股神经：来自腰丛，穿越腰大肌在其前面下行，沿髂总动脉外侧，在输尿管后方分为股支与生殖支。生殖支与子宫圆韧带伴行，穿过腹股沟管，分支至大阴唇。清扫髂外淋巴结时，勿损伤此神经。

（3）骶丛：腰骶干和第1~4骶神经前支组成骶丛，位于梨状肌前方，分支经梨状肌上、下孔出盆，主要有臀上神经、臀下神经、阴部神经、坐骨神经等，分布于臀部、会阴及下肢。当梨状肌受到损伤，发生充血、水肿、痉挛、粘连和挛缩时，该肌间隙或梨状肌上、下孔变窄，挤压其间穿出的神经、血管，因而出现以坐骨神经受损为主的臀部疼痛，并可向下肢放射，称为梨状肌综合征。

（4）阴部神经：外生殖器的支配神经是阴部神经（图1-6）。它是骶丛的分支，含感觉和运动神经，走行与阴部内动脉相同，经坐骨大孔的梨状肌下孔穿出骨盆腔，环绕坐骨棘背面，经坐骨小孔到达坐骨直肠窝，在坐骨结节内侧下方分成会阴神经、阴蒂背神经、直肠下神经，分布于会阴、阴唇和肛门周围。

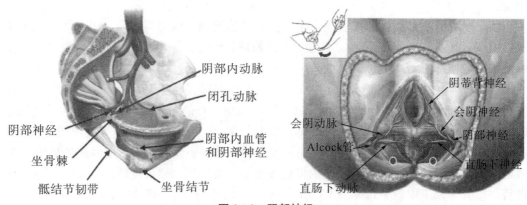

图 1-6　阴部神经

（二）自主神经

（1）骶交感干：由腰交感干延续而来，沿骶前孔内侧下降，至尾骨处与对侧骶交感干汇合，其节后纤维部分参与组成盆丛。

（2）腹下丛：可分为上腹下丛和下腹下丛。上腹下丛又称骶前神经，由腹主动脉丛经第 5 腰椎前面下降而来。此丛发出左、右腹下神经行至第 3 骶椎高度，与同侧的盆内脏神经和骶交感干的节后纤维共同组成左、右下腹下丛，又称盆丛。该丛位于直肠、子宫颈和阴道穹隆的两侧、膀胱的后方，分支分别形成直肠丛、子宫阴道丛和膀胱丛等，随相应的血管进入器官。排尿、排便主要是由盆丛的副交感神经控制。

（3）盆内脏神经：又称盆神经，属于副交感神经，由第 2～4 骶神经前支中的副交感神经节前纤维组成。此神经加入盆丛，与交感神经一起走行至盆腔器官，控制排尿、排便。

第二节　基础理论

盆底功能障碍性疾病（Pelvic Floor Dysfunction Diseases，PFDs）是一种女性常见病和高发病，已成为威胁女性健康和影响生活质量的重要慢性病之一。PFDs 是指由于盆底支持组织退化、损伤等因素，导致盆底支持薄弱或肌肉功能减退，使患者盆腔器官发生移位或功能失调而出现的一系列病症。PFDs 主要包括尿失禁、盆腔器官脱垂、排便障碍、性功能障碍、慢性盆腔疼痛等，以盆腔器官脱垂和压力性尿失禁较为常见。

随着人口的老龄化，我国 PFDs 发病率明显增高。成年女性 PFDs 的发病率为11%，预测 30 年后 PFDs 的发病率可能会增加一倍。国外流行病学研究表明，女性尿失禁的患病率为 11%～57%，65 岁以上女性随着年龄增长，尿失禁的患病率有不断上升的趋势。一项针对发展中国家的 PFDs 流行病学和风险因素调查的分析表明，在来自16 个发展中国家的 83000 名女性中，盆腔器官脱垂的患病率为 19.7%（3.4%～56.4%），尿失禁的患病率为 28.7%（5.2%～70.8%），粪失禁的患病率为 7%（5.3%～

41.0%)。

　　PFDs 的发生与很多因素有关，主要风险因素为年龄大、妊娠、阴道分娩、绝经、盆底组织薄弱、盆底组织先天发育不良，而肥胖、慢性咳嗽、重体力劳动导致腹压长期较高，也会增加 PFDs 的发病率。妊娠期盆底结构和功能发生变化，子宫逐渐增大，腹压持续增加，盆底胶原纤维逐渐减少，肌力逐渐下降，导致尿失禁、盆腔器官脱垂等。大量文献研究表明，肥胖会加重挤压盆底组织，使盆底的肌肉、神经和其他结构长期受到应力和牵拉作用而变弱。雌激素是保持盆底的组织结构、张力、胶原含量、血供及神经再生所必需的重要物质之一。低雌激素状态使得Ⅲ型胶原纤维进一步减少，对尿道及膀胱的支托力下降，影响尿控并增加盆腔器官脱垂的危险。

　　目前研究认为，孕期激素水平的变化可以影响组织和器官中的胶原成分。妊娠期间脊柱弯曲度发生改变，腰椎向前突出（图 1-7），人体的重心由腰骶部指向盆底，同时子宫体积和重量增大，足月时增加近 20 倍，使盆底肌处于持续受压中而逐渐松弛。阴道分娩会损伤盆底组织（图 1-8），造成泌尿生殖道的支持组织损伤。

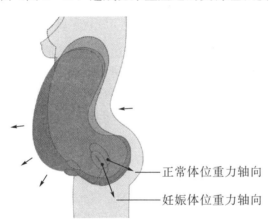

正常体位重力轴向
妊娠体位重力轴向

图 1-7　妊娠对盆腔重力轴向的影响

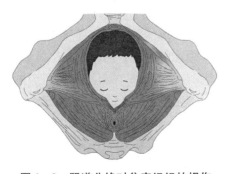

图 1-8　阴道分娩对盆底组织的损伤

　　在欧美及日韩等发达国家和地区，已经普及盆底肌功能评估筛查，对产后 42 天的妇女常规进行盆底功能筛查并根据不同状况进行康复治疗，从而大大地减少了盆腔器官脱垂以及尿失禁等 PFDs 的发生。

一、压力传导理论

压力尿控系统在解剖上可分为两部分：①膀胱颈和尿道支持系统；②尿道括约肌系统。膀胱颈和尿道支持系统由膀胱颈和尿道外的支持结构组成，包括阴道前壁、盆内筋膜、肛提肌和盆筋膜腱弓；尿道括约肌系统包括尿道横纹肌、尿道平滑肌、黏膜下血管丛。压力传导理论是 1961 年 Enhorning 提出的关于压力性尿失禁的最初理论。该理论认为：在正常情况下，腹压增高时，压力会同时传至膀胱、尿道和盆底支持组织，从而使膀胱颈和尿道主动收缩关闭，使膀胱出口关闭；而当出现压力性尿失禁的各种危险因素后，盆底组织变薄，韧带筋膜松弛，膀胱颈尿道下移，此时腹压增高时压力不能均匀地传导到膀胱颈和尿道近端，而更多地传导到膀胱，使膀胱腔内压力超过尿道闭合压力，发生压力性尿失禁。

二、尿道高活动性学说

尿道高活动性学说认为，由于患者近端尿道的位置下降到腹压作用范围以外，增大的腹压不能同时、同比例传递至膀胱和近端尿道，导致传递至膀胱的压力大于传递至尿道的压力，使膀胱腔内压大于尿道闭合压，从而在腹压增高时出现漏尿现象。导致患者近端尿道下降的主要原因为分娩损伤、衰老导致的盆底组织薄弱。

三、"吊床"假说

1994 年 DeLancy 提出了"吊床"假说（the Hammock Hypothesis）。该理论将支持女性尿道和膀胱颈的盆筋膜腱弓和肛提肌比作吊床样结构。前方的耻骨联合、后方的骶骨、两侧的盆筋膜腱弓以及分别固定在耻骨联合上的耻骨尿道韧带和固定在骶骨上的宫骶韧带，还有耻骨宫颈筋膜和直肠阴道筋膜，共同构成了"吊床"结构（图 1-9）。阴道躺在这个"吊床"结构上，阴道的下方有肛提肌支撑，随着肛提肌的收缩和放松而上升和下降，保证了阴道相对稳定的位置，同时也支撑着尿道和膀胱。

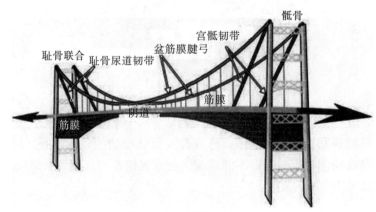

图 1-9 "吊床"结构

当腹压增加时，肛提肌收缩，盆筋膜腱弓、耻骨尿道韧带及宫骶韧带拉紧"吊床"结构，尿道被压扁，尿道内压增加，能抵抗升高的腹压，从而控制尿液排出，尿液不会溢出。如果"吊床"支持结构被破坏，肛提肌松弛，韧带或筋膜弹性降低，腹压增加时，尿道不能正常闭合而增加抗力，尿失禁就会发生。这也是压力性尿失禁的发生机制。

四、阴道支持结构的三水平理论

DeLancey 于 1994 年详细阐述了阴道支持结构的三个水平。Ⅰ水平：顶端悬吊支持结构，由主韧带－宫骶韧带复合体、耻骨宫颈筋膜垂直悬吊支持子宫、阴道上 1/3，是盆底最主要的支持力量，此水平的缺陷可导致子宫脱垂和阴道顶部膨出；Ⅱ水平：侧方水平支持结构，由耻骨宫颈筋膜、盆筋膜腱弓、膀胱阴道筋膜、直肠阴道筋膜和耻骨尿道韧带组成，水平支持膀胱、阴道上 2/3 和直肠；Ⅲ水平：远端支持，由会阴隔膜、会阴体及尿道外韧带组成，支持尿道远端（图 1－10）。Ⅱ和Ⅲ水平的缺陷常导致阴道前壁和后壁膨出。

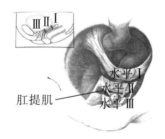

图 1－10　阴道支持结构的三个水平示意图

五、整体理论

1990 年，Petros 和 Ulmsten 首次提出整体理论，即不同腔室、阴道水平构成了有完整解剖结构和功能的整体。完整的盆底功能是在盆底肌、结缔组织、盆腔器官及神经的协调下完成的，是支持系统与括约系统的协同统一。当阴道、支持组织发生损伤时，平衡被打破，功能障碍就会发生。

盆底整体理论与解剖学密切相关。现代解剖学观点将盆腔分为前盆腔、中盆腔和后盆腔（图 1－11）。前盆腔有阴道前壁、膀胱及尿道，支持组织是耻骨尿道韧带、尿道下阴道及尿道外韧带。前盆腔功能障碍主要是指阴道前壁膨出、尿道及膀胱脱垂。阴道前壁松弛可发生在阴道下段，即膀胱输尿管间嵴的远端，称为膀胱膨出，与压力性尿失禁有密切联系。中盆腔有阴道顶部及子宫，支持结构有主骶韧带复合体、盆筋膜腱弓、耻骨宫颈筋膜。中盆腔结构功能障碍主要是盆腔器官脱垂，包括子宫或阴道穹窿脱垂以及直肠脱垂、子宫直肠陷凹形成。后盆腔有阴道后壁和直肠，主要支持结构是直肠阴道筋膜、肛门外括约肌及会阴体。后盆腔结构功能障碍主要表现为直肠脱垂和会阴体组织的缺陷。

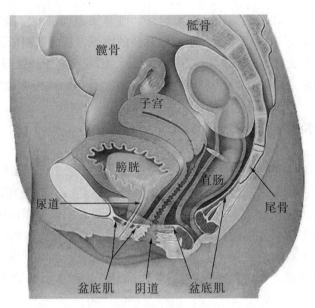

图 1-11 盆腔分为前、中、后三个盆腔

第三节 常见病症

一、尿失禁

国际尿控协会（International Continence Society，ICS）将尿失禁定义为"主诉为任何非自主性的漏尿行为"。从 20 世纪 90 年代中期起，尿失禁就被列为世界五大慢性病之一，它在女性中的发病率远远高于男性，严重影响患者的身心健康和生活质量。

真性尿失禁是指患者在任何时候和任何体位下尿液不受意识控制自尿道口流出。尿道外括约肌障碍、严重损伤或尿道支配神经功能障碍，导致膀胱括约肌失去尿液控制的能力，表现为膀胱呈空虚状态，持续有尿液流出，女性常见于尿道产伤及神经源性膀胱等。压力性尿失禁是指喷嚏、咳嗽、大笑或运动等导致腹压增高时出现不自主的尿液自尿道外口漏出，女性多见于经产妇或绝经后雌激素水平低下者。常见病因包括尿道括约肌松弛、膀胱底部下垂、阴道前壁支撑减弱、尿道倾斜角增大、膀胱尿道后角消失及肛提肌、尿道外支持组织和盆底肌障碍等。急迫性尿失禁是指因强烈尿意而出现的快速尿液流出，可分为两类：①运动性急迫性尿失禁，由逼尿肌无抑制性收缩，使膀胱腔内压超过尿道阻力所致，见于膀胱以下尿路梗阻和神经系统疾病；②感觉性急迫性尿失禁，以女性膀胱炎患者多见，由膀胱炎症刺激所致。此外，膀胱过度活动（OAB）患者伴或不伴有急迫性尿失禁表现，而精神紧张、焦虑等神经精神症状亦可引起急迫性尿失禁。混合性尿失禁指同时存在以上两种尿失禁，常见于老年人。功能性尿失禁又称为冲动型尿失禁，指突发排尿欲望但不能及时如厕而引起的自主性尿液流出。临床特点为尿失禁突如其来，常在精神紧张、情绪激动等情况下发生。充溢性尿失禁又称为假性尿失禁。由于下尿路有较严重的机械性或功能性梗阻，导致膀胱内大量残余尿。当膀胱腔内压力上升超过正常尿道括约肌的阻力时，尿液自尿道口溢出，且不成线，可见于慢性下尿路梗阻致尿潴留及神经源性膀胱的女性患者，常表现为尿频、尿淋漓不尽、尿残留等膀胱不稳定症状。充溢性尿失禁可分为急性充溢性尿失禁和慢性充溢性尿失禁。反射性尿失禁（间歇性尿失禁）是由上运动神经元病变引起，患者不自主地间歇排尿，排尿没有感觉。这类患者均有不同程度的逼尿肌反射亢进和低顺应性膀胱。

（一）压力性尿失禁（Stress Urinary Incontinence，SUI）

1. 定义及流行病学特点

1926 年，Howard 首先将咳嗽、大笑、喷嚏及运动时发生的尿失禁称为压力性尿失禁。国际尿控协会的定义为：腹压突然增加导致尿液不自主流出，而不是由逼尿肌收缩或膀胱壁对尿液的压力引起的。压力性尿失禁分为解剖型压力性尿失禁和尿道内括约肌障碍型压力性尿失禁。解剖型压力性尿失禁是由盆底组织松弛引起的，约占 90%；尿道内括约肌障碍型压力性尿失禁约占 10%，是由先天性缺陷造成的。按照发生程度，压力性尿失禁分为轻、中、重度。

主观分度：轻度是指咳嗽和打喷嚏时出现尿失禁，不需要使用尿垫；中度是指在跑跳、快走等日常活动中出现尿失禁，需要使用尿垫；重度是指轻微活动、平卧体位改变时出现尿失禁。

客观分度：以尿垫试验为基准，常用 1 小时尿垫试验。轻度：1 小时尿垫试验，2～5g；中度：1 小时尿垫试验，5～10g；重度：1 小时尿垫试验，10～50g；极重度：1 小时尿垫试验≥50g。

有数据表明，60 岁以上老年妇女压力性尿失禁的发生率为 12%～34%。朱兰教授对我国 7 个城市的妇女尿失禁进行了流行病学调查，发现患病率为 30.9%。国外报道尿失禁在成年女性中的发生率约为 33%。尿失禁中 50% 为压力性尿失禁，随着年龄增加，发病率增加。

对于压力性尿失禁（图 1-12）的发生机制，目前主流观点认同的是压力传导理论和"吊床"假说。

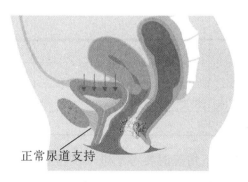

正常尿道支持

图 1-12　压力性尿失禁

2. 辅助检查和诊断

（1）可通过一系列方法对有尿失禁症状的患者进行初步检查，明确诊断。一般检查包括完整详细的病史、体格检查；特殊检查包括压力试验、指压试验、残余尿测定、尿常规分析、尿垫试验、棉签试验、饮水及排尿日记（表1-1）等。

表1-1 饮水及排尿日记

日期 时间 饮水及排尿	年 月 日				
	进水量（ml）	漏尿（ml）	自排（ml）	导尿（ml）	其他（ml）
7:00—8:00					
8:00—9:00					
9:00—10:00					
10:00—11:00					
11:00—12:00					
12:00—13:00					
13:00—14:00					
14:00—15:00					
15:00—16:00					
16:00—17:00					
17:00—18:00					
18:00—19:00					
19:00—20:00					
21:00—22:00					
22:00—23:00					
23:00—24:00					
24:00—1:00					
1:00—2:00					
2:00—3:00					
3:00—4:00					
4:00—5:00					
5:00—6:00					
6:00—7:00					

（2）深入检查：出现以下情况时要考虑进一步检查。①基本检查不能明确诊断；②尿失禁手术前；③患者出现无泌尿系统感染的血尿；④残余尿量增加；⑤存在使治疗复杂化的神经系统疾病或严重的盆腔器官脱垂。深入检查包括 X 线检查、磁共振成像、

排空膀胱尿道图、膀胱镜、膀胱肌电图、会阴超声（图1-13）、尿动力学检查（图1-14）（如影像尿动力学检查）、盆底表面肌电检查等。

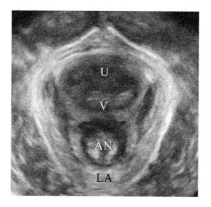

图1-13 会阴超声

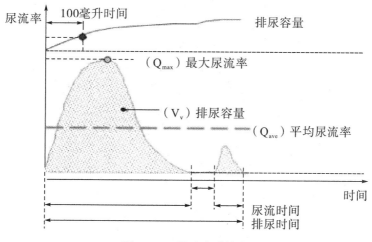

图1-14 尿动力学检查

3. 治疗

（1）非手术治疗：非手术治疗是压力性尿失禁的一线治疗方法，通常对轻、中度患者有效，对重度患者治疗效果不够理想，但可作为手术治疗前后的辅助治疗，故非手术治疗应被患者所知晓。年龄较大或合并其他慢性病（如高血压、糖尿病）的患者由于无法耐受手术，非手术治疗可在某种程度上减轻症状。非手术治疗的优点是并发症少、风险较小，即使不能完全治愈，也能不同程度地减轻尿失禁症状及其并发症，并且患者的依从性较好。

压力性尿失禁的非手术治疗方法主要包括：

1）生活方式干预：减轻体重、戒烟、禁止饮用含咖啡因的饮料、生活起居规律、避免强体力劳动（包括提、拎和搬运重物）、避免参加增加腹压的体育活动等。对多数妇女来说，生活方式干预可以减少压力性尿失禁的发生。

2）膀胱训练：改变排尿习惯，调节膀胱功能。通过指导患者记录每日的饮水和排尿情况，填写膀胱功能训练表，使其有意识地延长排尿间隔，学会通过抑制尿急而延迟排尿。膀胱训练的关键是制订排尿计划。此方法要求患者无精神障碍，对压力性尿失禁和逼尿肌不稳定的混合性尿失禁有一定的疗效。

3）盆底肌锻炼：盆底肌锻炼（Pelvic Floor Muscle Training，PFMT）又称凯格尔运动（Kegel Excercises）（图1-15），是指患者有意识地对以耻骨尾骨肌肉群为主的盆底肌进行自主性收缩锻炼，以增加尿道的阻力，从而加强控尿的能力。盆底肌锻炼于1948年由美国医师Arnold Kegel提出，半个多世纪以来一直在尿失禁的治疗中占据重要地位，目前仍然是压力性尿失禁最常用和有效的非手术治疗方法。

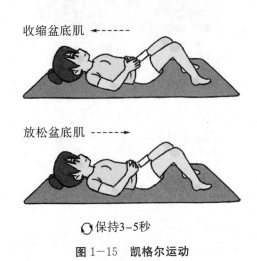

图1-15 凯格尔运动

4）盆底电刺激：盆底肌群的收缩包括主动运动（盆底肌锻炼）和被动运动，盆底电刺激引起的肌肉收缩属于后者。对于无法正确有效进行盆底肌锻炼的患者，电刺激可以提供帮助（图1-16）。

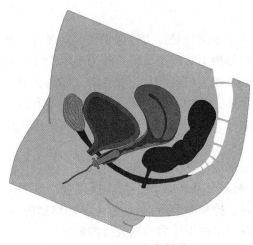

图1-16 盆底电刺激

5）盆底磁刺激：从 1998 年开始，盆底磁刺激被用于治疗尿失禁。盆底磁刺激的原理：基于电磁感应的法拉第定律，磁脉冲能穿透表皮到达组织深部，进入会阴周围并激发神经脉冲，引起盆底肌收缩，从而增强盆底肌力量，提高尿道关闭压，从而改善控尿能力（图 1-17）。

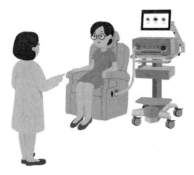

图 1-17 盆底磁刺激

6）药物治疗：迄今为止，尚缺乏全球公认的既有效又无不良反应的治疗压力性尿失禁的药物。目前主要有三种药物用于压力性尿失禁的治疗。①α-肾上腺素能受体激动剂：尿道主要受 α_1-肾上腺素交感神经系统支配，α_1-肾上腺素能受体激动剂（Alpha-adrenergic Agonist）通过激动会阴部运动神经末梢 α_1-肾上腺素能受体，刺激尿道和膀胱颈部平滑肌收缩，提高尿道出口阻力，改善控尿能力。代表药物为盐酸米多君。②三环类抗抑郁药（Tricyclic Antidepressants）：能抑制膀胱收缩并增加膀胱出口阻力来达到控尿目的。代表性药物为丙咪嗪，它可以轻微抑制交感神经末梢去甲肾上腺素对尿道平滑肌的收缩作用，另外，该药物通过改变睡眠机制，提供抗胆碱能或抗抑郁活性，影响抗利尿激素分泌，治疗夜间遗尿。③局部雌激素：《女性压力性尿失禁诊断和治疗指南（2017）》指出，对绝经后妇女，阴道局部使用雌激素可以缓解部分绝经后压力性尿失禁症状及下尿路症状。

7）抗尿失禁子宫托：抗尿失禁子宫托目前仍是子宫脱垂的非手术治疗的一线治疗方法，其优点是并发症少，患者经过学习后能够自己操作。近年来出现了一些新型子宫托。治疗压力性尿失禁的新型子宫托在设计上有一个位于中线的把手，在耻骨后支撑尿道，可为尿道和膀胱颈提供不同程度的支撑，起到减轻压力性尿失禁症状的作用。盆底肌锻炼依从性较差的患者或治疗无效的患者，尤其是不适合手术治疗者，可考虑使用抗尿失禁子宫托。

8）射频治疗及其他：近年来还有一些利用射频治疗压力性尿失禁获得满意疗效的报道。利用射频电磁能的振荡发热使膀胱颈和尿道周围局部结缔组织变性，导致胶原沉积，支撑尿道和膀胱颈的结缔组织挛缩，抬高了尿道周围阴道旁结缔组织，恢复并稳定尿道和膀胱颈的正常解剖位置，从而达到控尿目的。

（2）手术治疗。

1）耻骨后尿道悬吊术：治疗压力性尿失禁的现代耻骨后手术始于 1949 年。这一年 Marshall、Machetti 和 Krantz 描述了他们给一名男性前列腺切除术后尿失禁的患者实施的尿道悬吊术。虽然此后出现了各种改良术式，但是所有术式均遵循两个基本原则，仅在应用上有所差别：①经下腹部做切口或腹腔镜辅助暴露 Retzius 间隙；②将尿道或膀胱周围的盆内筋膜固定于耻骨联合后骨膜或耻骨联合软骨。

Burch 手术（图 1-18）（改良的 Marshall-Marchetti-Krantz 术式，1961）将膀胱颈水平筋膜固定于髂耻韧带（Cooper 韧带），也可以用其他组织，如闭孔筋膜、耻骨筋膜的弓状缘、直肠筋膜附着处和耻骨支骨膜。缝合髂耻韧带的 Burch 手术更具优势，故临床应用更多。所有手术的目的都是纠正解剖上尿道和膀胱颈的过度活动。初次实施该手术治疗压力性尿失禁的长期有效率为 70%～90%。腹腔镜 Burch 手术术后一年治愈率为 90% 左右，与开腹手术的治愈率基本相似。Burch 手术的适应证：中、重度解剖型压力性尿失禁。禁忌证：尿道内括约肌障碍型压力性尿失禁、未完成生育的患者、妊娠患者、计划怀孕的女性。

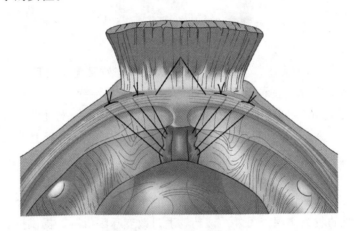

图 1-18 Burch 手术

2）悬吊带术：Von Giordano 率先开展悬吊带术治疗压力性尿失禁（1907），而后其手术技巧及悬带材料经过多次改良。悬吊带术可用自身筋膜（腹直肌、侧筋膜、圆韧带）或医用合成吊带。悬吊带术包括阴道无张力尿道中段悬吊术（Tension-Free Vaginal Tape，TVT）、经耻骨后尿道中段无张力悬吊术（Tension-Free Vaginal Tape-Exact，TVT-E）、经阴道悬吊术（Intra-Vaginal Sling，IVS）、湿必克（SPARC）悬吊术、经闭孔阴道无张力尿道中段悬吊术（Trans-Obturator Tape，TOT/Tension-Free Vaginal Tape-Obturator，TVT-O）（图 1-20）、经阴道闭孔尿道中段悬吊术（Tension-Free Vaginal Tape-Abbrevo，TVT-A）等。手术在局部麻醉加静脉麻醉或硬膜外麻醉下完成。

阴道无张力尿道中段悬吊术的适应证：解剖型压力性尿失禁、尿道内括约肌障碍型压力性尿失禁、合并有急迫性尿失禁的混合性尿失禁。因此，阴道无张力尿道中段悬吊术较 Burch 手术适用范围更广。其对多次行尿失禁手术失败的患者，也有较高的治愈率。

阴道无张力尿道中段悬吊术，尤其是用医用材料的尿道悬吊术与其他手术方式相比，优势如下：①适用于肥胖患者；②可采取局部麻醉方式手术，适用于年老体弱、不能耐受手术者；③出血量少，手术时间短，术后恢复快；④无严重并发症；⑤对既往手术失败的患者仍有较高的成功率。

经闭孔阴道无张力尿道中段悬吊术与其他类似手术相比，差别不大，短期疗效均高于90%。该方法具有手术创伤小、并发症发生率低、住院时间短及术后不易复发等优点，更易被患者接受。经闭孔阴道无张力尿道中段悬吊术与耻骨后尿道悬吊术相比，术后可能发生下肢疼痛的并发症。

阴道无张力尿道无张力尿道中段悬吊术和经闭孔阴道无张力尿道中段悬吊术手术图见图1-19。

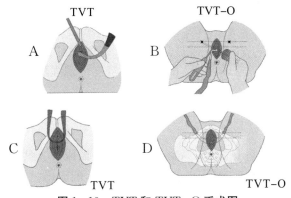

图1-19　TVT和TVT-O手术图

循证医学资料表明，微创治疗压力性尿失禁的标准术式为Burch手术和阴道无张力尿道中段悬吊术。2017年，一项荟萃分析纳入28个随机对照研究（RCT），共计15855名患者。结果表明，接受阴道无张力尿道中段悬吊术患者的客观治愈率高于接受Burch手术的患者；阴道无张力尿道中段悬吊术的主观和客观治愈率均高于经闭孔阴道无张力尿道中段悬吊术，但是接受阴道无张力尿道中段悬吊术者的膀胱穿孔、阴道穿孔、盆腔血肿、尿路感染和下尿路症状的发生率均高于接受经闭孔阴道无张力尿道中段悬吊术者。

3）膀胱颈旁注射填充剂治疗：膀胱颈旁注射填充剂治疗（图1-20）是在尿道周围组织注射物质以利于腹压增加时增加尿道的稳定性，因此能减轻很多患者的症状，其适应证为尿道内括约肌障碍型压力性尿失禁。明胶醛交叉连接牛胶原蛋白（Contigen）及碳珠（Duraspere）已被允许用于治疗压力性尿失禁，可在尿道周围或经尿道进行注射。综合15篇文章研究的结果是短期治愈或者缓解率为75%，膀胱颈旁注射填充剂治疗的有效率随时间延长而下降，患者通常每1～2年需要进行其他治疗。

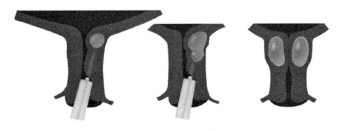

图1-20　膀胱颈旁注射填充剂治疗

（二）急迫性尿失禁（Urge Urinary Incontinence，UUI）

1. 定义

急迫性尿失禁是指伴有强烈尿意的不自主漏尿，通常分为两种类型：①不自主的漏尿是由逼尿肌不自主收缩引起的，称为运动型急迫性尿失禁；②感到有强烈的排尿感而不伴有逼尿肌收缩的，则称为感觉型急迫性尿失禁。临床上，尿急或膀胱激惹是指不正常的排尿次数增加，伴或不伴夜尿症和不可抑制的排尿感。区分压力性尿失禁和急迫性尿失禁很重要，因为它们的治疗方法不同。急迫性尿失禁可以使用抗胆碱能药治疗；而压力性尿失禁，轻、中度可以通过盆底肌锻炼或理疗得以改善，重度或必要时需要外科手术治疗。

2. 诊断依据

（1）主要依据：先有强烈尿意后有尿失禁，或在出现强烈尿意时发生尿失禁，多伴有尿频。

（2）次要依据：夜尿（每晚多于2次），一次尿量少于100 ml或高于550 ml，不能及时赶到厕所排尿。

（3）相关依据：膀胱容量减少，如有腹部手术、插尿管、盆腔感染史；膀胱扩张感受器受到刺激引起痉挛，如膀胱感染、酒精或咖啡因的影响、液体量增加、尿浓度增高、膀胱过度膨胀。

3. 治疗

急迫性尿失禁的治疗应采取循序渐进的原则。

（1）感觉型急迫性尿失禁的治疗：由于感觉型急迫性尿失禁是原发疾病的一种症状，有时为中枢或外周神经系统疾病所致，因而应首先采取病因治疗，待原发性疾病治愈后，尿失禁可随之好转或治愈。为尽快缓解症状，可在病因治疗的基础上同时对症治疗。

（2）运动型急迫性尿失禁的治疗：

1）病因治疗：膀胱出口部梗阻引起者，首先应解除梗阻。在梗阻未解除的情况下给予抗胆碱能药治疗，将有可能降低逼尿肌收缩力，使残余尿增加，导致急性尿潴留的发生率升高。神经系统疾病引起者，则应根据其不同病因和病变部位，采取不同的治疗方法。

2）药物治疗：常用药物为抗胆碱能药（如普鲁苯辛、托特罗定、奥宁等）、钙拮抗剂（如异搏定、心痛定等）、前列腺素合成抑制剂（如消炎痛、氟苯布洛芬等）以及三环类抗抑郁药。

3）膀胱灌注治疗：最主要的优点是可直接向膀胱组织提供高浓度的药物而不影响其他器官，其次可以使有些对膀胱有效但不宜全身用药的制剂发挥作用。

4）膀胱肉毒素注射：肉毒素是肉毒梭状芽孢杆菌繁殖过程中产生的嗜神经毒素。A型肉毒素因稳定性好、易于制备和保存而被普遍应用于临床。其作用于突触前原浆膜，裂解SNAP-25，通过阻断肌肉的神经支配而达到松弛肌肉、降低肌张力的效果。在膀胱镜下行逼尿肌肉毒素注射，具有操作简便、创伤小、恢复快等优点。

5）膀胱训练：通过膀胱训练，患者有意识地主动抑制膀胱收缩，从而达到增加膀胱容量的目的。

6）生物反馈疗法：生物反馈疗法是行为治疗的一种形式。应用生物反馈疗法将这些体内信息放大，为患者所利用，使其学会将这些平时未加注意的信息纳入意识控制之内，主动排尿或控制排尿。

7）电刺激治疗：通过对储尿和排尿的各反射通路或效应器官（如逼尿肌、盆底肌、括约肌）施以适当的电刺激，达到治疗目的。

8）手术治疗：以上治疗无效、病情特别严重、有上尿路扩张导致肾脏损害的患者可考虑手术治疗，如膀胱扩大术、选择性骶2～4神经根切除术、膀胱横断术。尿路改道术等应慎重。

（三）混合性尿失禁（Mix Urinary Incontinence，MUI）

混合性尿失禁是指压力性尿失禁和急迫性尿失禁同时存在，并伴随膀胱括约肌功能不全。诊断急迫性尿失禁对治疗很重要，因为在对压力性尿失禁进行任何治疗尝试前，逼尿肌不稳定者必须得到药物治疗，以免影响或危及随后的术后疗效。

混合性尿失禁的治疗要比单纯性尿失禁的治疗复杂，其重点在于判断急迫性尿失禁和压力性尿失禁在病因方面的权重以及各自的分类，以确定治疗的重点和先后次序，可采用混合性尿失禁问卷诊断表（表1-2）进行初步评估。因混合性尿失禁同时具有压力性尿失禁和急迫性尿失禁的症状，治疗时既要兼顾两者的差异性，又要根据严重程度考虑治疗的先后顺序，所以我们应从症状评估及尿流动力学检测等多方面诊断结果入手，全面分析尿失禁的原因，明确尿失禁的类型及主要症状，为患者提供适当而有效的治疗。混合性尿失禁首先应采取保守治疗，如行为治疗、药物治疗和电刺激治疗。在一段时间的保守治疗后，如果效果不明显或未改善，则应考虑手术治疗。如果混合性尿失禁以压力性尿失禁为主，可先用手术治疗压力性尿失禁，术后继续治疗仍存在的急迫性尿失禁。如果压力性尿失禁得到成功治疗，会使急迫性尿失禁有完全或较大的改善，但是急迫性尿失禁的症状通常不会立即消失，一般会持续3～6个月。如果混合性尿失禁不合并尿道过度活动，可采用膀胱颈旁注射充填剂法治疗压力性尿失禁；如果合并有尿道活动过度，则应施行尿道悬吊术。

表1-2 混合性尿失禁问卷诊断表

1. 在过去的3个月内，您是否有漏尿的经历（即使是很少的量）： □是 □否（问卷终止）
2. 在过去的3个月内，您在什么情况下发生漏尿（多选题）： □a. 当进行躯体活动时，比如咳嗽、打喷嚏、举重物或锻炼身体 □b. 当感到尿急或强烈尿意但又不能及时赶到厕所时 □c. 在既没有进行躯体活动也没有感到尿急时
3. 在过去的3个月内，您在什么情况下漏尿症状加重： □a. 当进行躯体活动时，比如咳嗽、打喷嚏、举重物或锻炼身体 □b. 当感到尿急或强烈尿意但又不能及时赶到厕所时 □c. 在既没有进行躯体活动也没有感到尿急时 □d. 躯体活动和尿急感对症状加重作用相当

续表1-2

根据第三个问题判定患者尿失禁的类型：	
回答	尿失禁类型
a. 多半是躯体活动时尿失禁症状加重	压力性尿失禁或以压力性尿失禁症状为主
b. 多半是感到尿急时尿失禁症状加重	急迫性尿失禁或以急迫性尿失禁症状为主
c. 在既没有进行躯体活动也没有感到尿急时症状加重	其他原因或以其他原因为主的尿失禁
d. 躯体活动和尿急感对症状加重作用相当	混合性尿失禁

（四）产后尿失禁（Postpartum Urinary Incontinence，PPUI）

1. 定义及流行病学特点

产后尿失禁是指育龄妇女由妊娠或分娩所诱发的漏尿现象，与妊娠分娩所致的泌尿生殖器官脱垂以及盆底支持结构受损有关。产后尿失禁是产后高发病，妊娠和产后早期尿失禁严重影响妇女产后的生活质量，对远期盆底功能障碍性疾病的发生有很强的预警性。目前认为31%～67%的孕产妇会发生尿失禁。尿失禁可能出现在妊娠各个时期。随着妊娠的进展，产后尿失禁的发生率增加，经产妇与初产妇没有区别。虽然发病率高，但就诊率低。许多孕产妇认为尿失禁是产后自然现象，未给予重视。

2. 病因及发生机制

产后尿失禁发生常与妊娠、分娩导致泌尿生殖器官脱垂及盆底支持结构受损有关。由盆底韧带、筋膜、肛提肌及其周围组织构成的盆底支持结构可维持膀胱颈、尿道的正常位置，对保持正常的压力传导、维持尿自禁至关重要。正常情况下，腹压突然增加时，压力均匀传递到膀胱和近段尿道，引起膀胱颈和尿道主动收缩，同时支持膀胱颈和尿道的盆底韧带、筋膜对腹压产生反作用力，挤压尿道，使尿道关闭，因此不会发生漏尿。当妊娠和分娩导致盆底支持结构松弛或者尿道支持结构损伤时，膀胱底部和近端尿道就会向下移位。当腹压突然增加时，增加的压力只能作用于膀胱而不会传递到近端尿道，周围的盆底支持结构也失去对腹压的抵抗力，容易导致产后尿失禁。

3. 治疗

产后尿失禁属于压力性尿失禁，因此应采用压力性尿失禁的治疗方式。

首先，产后尿失禁患者可做盆底肌锻炼（凯格尔运动）来帮助治疗，由反复的运动训练来恢复及加强盆底肌的功能。如何找到盆底肌的位置？可先以中断尿液的感觉来体会一下：解尿到一半时，试着让排尿中止，这时你会感觉会阴部收紧，感觉到有收缩的那部分肌肉就是盆底肌。如果刚开始不确定自己是否正确收缩了盆底肌，可以在运动时将手指放在阴道内，如果感觉到手指有包紧感，就说明做对了。如果还是找不到盆底肌或者由于盆底肌严重松弛而感觉不到阴道周围的肌肉对手指的包紧感，可以在医院进行电刺激或生物反馈训练时在医师的指导下找准盆底肌的位置。

产后尿失禁经盆底肌锻炼后，通常可在3个月内消失，如果没有改善，需咨询妇产科或泌尿科医师进行相应的检查及治疗。但是单纯的盆底肌锻炼存在一定缺陷，主要是由于产后女性身体较为虚弱，易疲劳，再加上人本身的"惰性"，依从性会比较差，进而影响训练效果。

盆底肌的电刺激可以主动提高盆底肌的收缩能力，增强尿道的闭合能力，从而有效控制逼尿肌，改善尿失禁。产后尿失禁患者早期实施电刺激联合盆底肌锻炼，有助于改善产后盆底功能，促进盆底肌张力的恢复及逼尿肌对排尿的控制，从而改善尿失禁，提高生活质量。

4. 预防

（1）孕前应禁止吸烟。吸烟容易引发咳嗽，进而增加腹压及膀胱腔内压，产生尿失禁，因此孕前一定要戒烟。

（2）年龄是导致尿失禁发生的独立危险因素。年龄大的怀孕女性更容易发生尿失禁，因此应尽量将怀孕的年龄提前。

（3）勿过度饮食，导致体重过重。过多的脂肪组织会长期挤压盆底支持结构，建议孕期不要过度饮食。

（4）做好产前保健，正确处理分娩，不要过早用力。

（5）会阴侧切或有裂伤时，要配合医师及时修补。

（6）产后避免过早负重，做好产后盆底肌锻炼，促进盆底的修复。

（7）产后 42 天筛查时一定要进行盆底功能筛查。如果筛查出盆底功能异常，无论伴或不伴尿失禁，都应尽快进行盆底肌锻炼。

二、盆腔器官脱垂

（一）定义及流行病学特点

盆腔器官脱垂（Pelvic Organ Prolapse，POP）是指由盆底支持结构缺陷或松弛而引起的盆腔器官下降或移位导致的器官位置及功能异常，主要包括子宫脱垂和阴道前、后壁膨出等，同时可伴有膀胱、直肠和小肠膨出（图 1-21）。最常见的症状是阴道口脱出块状物，伴或不伴腰部疼痛、下腹坠胀等不适症状，平卧时症状可减轻，许多患者同时伴有下尿道症状及尿失禁。

在美国，每年盆腔器官脱垂手术治疗的费用高达 10 亿美元。荷兰一项问卷调查显示，盆腔器官脱垂的发病率为 2.9%～11.4%，盆腔器官脱垂定量分期法（Pelvic Organ Prolapse Quantification Examination，POP-Q）分析显示其发病率为 31.8%～97.7%，70 岁以上患者行手术治疗率高达 70%。朱兰等对中国妇女的研究亦发现，超过 60 岁的妇女的盆腔器官脱垂的发病率接近 25%，43%～76% 的盆腔器官脱垂患者需要手术治疗，接受手术治疗的盆腔器官脱垂患者中有 1/3 需要再次手术治疗。

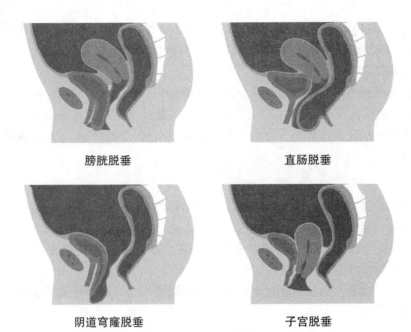

膀胱脱垂　　　　　　　　　直肠脱垂

阴道穹窿脱垂　　　　　　　子宫脱垂

图1-21　盆腔器官脱垂的类型

(二) 病因及发病机制

1. 年龄与绝经

随着年龄的增加，人体各器官功能逐渐衰退。盆腔器官脱垂也被认为是一种与年龄相关的疾病。Seo等采用盆腔器官脱垂定量分期法的研究显示，20~29岁女性盆腔器官脱垂的发病率为1.0%，而50岁以上者的发病率为28.1%。Swift的研究则提示，绝经后女性盆腔器官脱垂分期的程度高于绝经前女性。

2. 分娩损伤

大量研究表明，分娩尤其是阴道分娩是盆腔器官脱垂发生的高危因素。

3. 种族

不同种族盆腔器官脱垂的发病率不同，易发生的部位也不同。

4. 腹压增加

腹压的不断增加将导致或加重盆腔器官脱垂，因此肥胖的女性要注意适当控制体重。

盆底支持结构中结缔组织薄弱是盆腔器官脱垂发生的病理基础。弹性纤维是维持结缔组织结构和功能完整性的重要组成成分。研究表明，弹性纤维的代谢及相关成分的改变会造成组织弹性降低，导致盆底支持结构薄弱，从而导致盆腔器官脱垂的发生。

总之，盆腔器官脱垂来源于盆底支持结构的损伤。分娩过程中软产道及周围的盆底组织极度扩张，肌纤维拉长或撕裂，特别是第二产程延长和助产手术分娩会导致盆底支持结构损伤。绝经后雌激素降低、盆底组织萎缩退化及盆底组织先天发育不良将导致盆底支持结构疏松薄弱。另外，由慢性咳嗽、便秘、经常重体力劳动等造成的长期腹压增加，可加重盆腔器官脱垂或加速其进展。

（三）临床表现

轻症患者一般无不适；重症患者可自觉有阴道块状物脱出，有不同程度的腰骶部酸痛或下坠感，站立过久或劳累后症状明显，卧床休息后症状减轻，还可伴有排便、排尿困难。

暴露在外的宫颈或阴道壁长期与衣裤摩擦，可导致局部宫颈或阴道壁出现溃疡、出血等，继发感染后还会有脓性分泌物。

子宫脱垂很少影响月经，甚至不影响受孕、妊娠及分娩。阴道前壁膨出者可有排尿障碍，如尿不尽感、尿潴留、尿失禁等，有时需将阴道前壁向上抬起方能排尿。阴道后壁膨出可伴有排便困难，有时需用手指推压膨出的阴道后壁方能排出粪便。

盆腔器官脱垂常多部位同时存在，如子宫脱垂常伴有阴道前、后壁膨出，阴道黏膜增厚角化，宫颈肥大并延长。阴道前壁呈球形膨出，膨出膀胱柔软，阴道黏膜皱襞消失。阴道后壁膨出时，多伴有陈旧性会阴裂伤，肛门指诊时可触及向阴道内凸出的直肠。

（四）诊断标准

最常见的盆腔器官脱垂包括膀胱脱垂、子宫脱垂、阴道脱垂和直肠脱垂。目前国际上对盆腔器官脱垂的分度多采用盆腔器官脱垂定量分期法，利用阴道前壁、阴道顶端、阴道后壁上的两个解剖指示点（图1-22）与处女膜的关系来界定盆腔器官的脱垂程度（表1-3）。

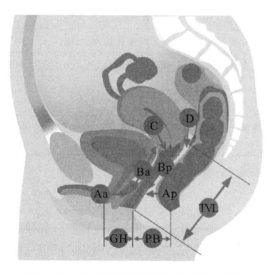

图 1-22　盆腔器官脱垂定量分期法指示点

表 1-3　盆腔器官脱垂定量分期法指示点解析

指示点	内容描述	范围
Aa	阴道前壁中线距尿道外口 3cm 处，相当于尿道膀胱沟处	−3～+3cm
Ba	阴道顶端或前穹窿到 Aa 点之间阴道前壁上段中的最远点	在无阴道脱垂时，此点位于−3cm 处；在子宫切除术后阴道完全外翻时，此点将为+TVL
C	宫颈或子宫切除后阴道顶端所处的最远端	−TVL～+TVL
D	有宫颈时的后穹窿位置，它提示宫骶韧带附着到近端宫颈后壁的水平	−TVL～+TVL
Ap	阴道后壁中线距离处女膜 3cm 处，Ap 与 Aa 点相对应	−3～+3cm
Bp	阴道顶端或后穹窿到 Ap 点之间阴道后壁上段中的最远点，Bp 与 Ap 点相对应	在无阴道脱垂时，此点位于−3cm 处；在子宫切除术后阴道完全外翻时，此点将为+TVL

盆腔器官脱垂分度见表 1-4。

表 1-4　盆腔器官脱垂分度

分度	内容
0	无脱垂，Aa、Ap、Ba、Bp 均在 3cm 处，C、D 两点在阴道总长度和阴道总长度−2cm 之间，即 C 或 D 点量化值≤−（TVL−2）cm
Ⅰ	脱垂最远端在处女膜平面上>1cm，即量化值<−1cm
Ⅱ	脱垂最远端在处女膜平面上<1cm，即量化值>−1cm，但≤+1cm
Ⅲ	脱垂最远端在处女膜平面上>1cm，但<阴道长度−2cm，即量化值>+1cm，但<（TVL−2）cm
Ⅳ	下生殖道全长外翻，脱垂最远端即宫颈或阴道残端脱垂超过阴道总长−2cm，即量化值≥（TVL−2）cm

　　TVL：Total Vaginal Length，阴道总长度。

（五）鉴别诊断

（1）尿道肿瘤：女性尿道肿瘤常合并泌尿系统症状，如尿频、尿急、血尿等，多存在尿线改变，查体可见肿物位于尿道内或尿道口周围，阴道前壁可由于肿瘤生长略向后凸，阴道后壁及子宫颈位置正常，尿道镜及膀胱镜可明确肿物来源。

（2）阴道壁肿瘤：在阴道不同位置表现为局部凸起，肿瘤多为实性，不易推动，不易变形。除肿瘤所在部位外，其他部位阴道壁及宫颈位置正常。

（3）子宫内翻：子宫底部向宫腔内陷入，甚至自宫颈翻出，这是一种分娩期少见而严重的并发症，多数发生在第三产程。

（4）子宫黏膜下肌瘤：脱出于宫颈口外甚至阴道口的黏膜下肌瘤容易和子宫脱垂混淆。子宫黏膜下肌瘤患者多有月经过多病史，肿物为实性，红色，质韧，有蒂部与宫腔内相连，蒂部四周可触及宫颈。

（六）治疗

（1）非手术治疗：非手术治疗对于所有盆腔器官脱垂患者都是优先推荐的一线治疗方法。通常非手术治疗被用于盆腔器官脱垂定量分期法（Ⅰ～Ⅱ度）有症状的患者，也适用于希望保留生育功能、不能耐受手术治疗或者不愿意手术治疗的重度患者。非手术治疗的目标为缓解症状，增加盆底肌的强度、耐力和支持力，预防脱垂加重，避免或延缓手术干预。对于轻度脱垂、无自觉症状（Ⅰ度和Ⅱ度，尤其是脱垂下降点位于处女膜之上）且无特殊症状的患者，可以选择观察。盆腔器官脱垂患者常规注意事项：一旦诊断为盆腔器官脱垂，应尽量避免提重物，以及便秘、慢性咳嗽、肥胖等增加腹压的情况。推荐肥胖患者适当减肥；便秘患者进行行为训练，改善排便习惯，定时排便；调节饮食（增加膳食纤维的摄入），使用缓泻剂或灌肠剂避免用力排便。有尿失禁症状者可采用行为调节（定时排尿等）、盆底肌锻炼和药物治疗等。

1）子宫托治疗：子宫托是唯一特异的非手术治疗方法，经济有效。患者使用子宫托后总体症状和生活质量有显著改善，其尤其适用于年龄大，有严重内科合并症不能耐受手术，或对手术治疗有顾虑而不愿接受手术治疗的患者。脱垂导致有不适症状、要求治疗的中、重度患者可以使用子宫托。目前国外将子宫托作为盆腔器官脱垂的一线治疗方案，子宫托也可作为术前的辅助治疗手段。医师会根据患者的具体情况选择不同形状和大小的子宫托，并指导患者或家属学会安放（图1-23）。使用子宫托时，一定要严密定期随访，规律摘戴。为了预防并发症的发生，对于绝经后阴道黏膜萎缩的患者，建议配合长期局部雌激素治疗。

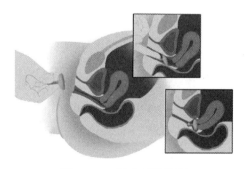

图1-23　子宫托的放置

2）盆底肌锻炼：盆底肌锻炼是迄今为止最简单、易行、安全有效的盆底康复方法。它可以加强盆底肌的力量，增强盆底支持力，改善轻、中度脱垂症状并预防其进一步发展。但是当脱垂超出处女膜水平面时，其有效率降低。具体方法：指导患者自主收缩肛门及阴道的动作，收缩肛门的同时减少腹肌及大腿肌的收缩。盆底肌锻炼还可以辅以生物反馈疗法或电刺激等方法，以增强效果。

3）行为指导：改善生活方式、规避发病高危因素是盆腔器官脱垂治疗的首要步骤，也是该病防治的基本措施。针对盆腔器官脱垂的生活方式干预主要包括控制体重、改善便秘、治疗慢性咳嗽、避免提举重物和高强度运动、戒烟和不摄入咖啡类刺激物等，可以显著改善盆腔器官脱垂症状，减少术后复发。

4）电刺激和生物反馈疗法：电刺激和生物反馈疗法目前已经被广泛应用于盆底功能障碍性疾病的治疗，即通过刺激盆底肌的快肌和慢肌纤维，促使盆底肌肥大，收缩力增强。多项临床试验表明，结合了生物反馈疗法的盆底肌锻炼优于单独的盆底肌锻炼，电刺激联合生物反馈疗法优于单纯的生物反馈疗法。

5）中医疗法：在我国，中医疗法在盆腔器官脱垂中的应用由来已久，包括中药和针灸。中医疗法适用于轻症患者或中、重度患者的辅助治疗，但对实现解剖复位作用不确切。

（2）手术治疗：手术治疗主要适用于非手术治疗失败或者不愿意非手术治疗的有症状的患者，最好为完成生育且无再生育愿望者。手术途径主要有经阴道、开腹和腹腔镜三种，必要时可以联合手术。选择术式时应以整体理论为指导，根据患者年龄，解剖缺损类型和程度，是否存在下尿路、肠道和性功能障碍，以及医师本人的经验、技术等综合考虑。

1）手术指证：盆腔器官脱垂定量分期法Ⅱ度及以上，有症状的盆腔器官脱垂；脱垂造成的症状，如慢性盆腔疼痛、走路或站立时有下坠感或压迫感及性交不适或性交困难，可影响正常生活。直肠脱垂修补术的选择标准：需要手指协助和（或）手指肛诊帮助排便、重度直肠脱垂、排便造影显示直肠脱垂处有造影剂潴留。

2）手术分类：手术分为重建手术和封闭性手术。重建手术的目的是恢复阴道的解剖位置。而阴道封闭术或半封闭术是将阴道管腔部分或全部关闭，从而使脱垂的器官回放入阴道内，属于非生理性恢复，但具有创伤小、手术时间短、恢复时间快、成功率高等优点。

重建手术可分为以下几类。

前盆腔缺陷的重建手术：中央型缺陷可行传统的阴道前壁修补术和特异部位修补术。侧方缺陷可行阴道旁修补术，但临床意义有待验证。

中盆腔缺陷的重建手术：术式主要有 3 种，即阴道骶骨固定术（Sacral Colpopexy）、骶棘韧带固定术（Sacrospinous Ligament Fixation，SSLF）和高位宫骶韧带悬吊术（High Uterosacral Ligament Suspension，HUS），此外，还包括经阴道植入网片的全盆底重建术（Total Vaginal Mesh，TVM）。其主要优点是能够同时纠正多腔室缺陷，特别是纠正中央型缺陷和侧方缺陷。这类手术对性生活是否有影响目前尚无循证医学结论，故年轻、性生活活跃的患者应慎重选择。传统的曼式手术也属于针对中盆腔缺陷的手术，适用于盆腔器官脱垂定量分期法Ⅱ度以上伴子宫颈延长，无子宫病变，不存在重度阴道前、后壁膨出，要求保留子宫的患者。

后盆腔缺陷的重建手术：常用术式包括阴道后壁修补术、特异位点缺陷修补术、经肛门修补术、联合使用补片修补术及会阴体修补术。

全盆腔缺陷的手术治疗：适用于盆腔器官脱垂定量分期法Ⅲ度及以上的多部位联合缺陷患者。常用术式包括多种术式联合的盆底重建术和应用补片的全盆底重建术（如 Prolift－T）。

治疗中，需根据患者的具体病情，包括年龄、脱垂的严重程度、全身状况、既往手术史，提出可采用的术式，由患者及家属协商共同决定治疗方案。

三、慢性盆腔疼痛

（一）定义及流行病学特点

慢性盆腔疼痛（Chronic Pelvic Pain，CPP）是指盆腔相关结构出现的慢性或持续性疼痛，持续时间至少 6 个月，通常伴随下尿路、性功能、消化道、盆底或妇科功能障碍和消极的认知、行为、性和情绪变化。疼痛部位在盆底、脐平面以下、腰骶或臀部。

感染、炎症、创伤等病因明确的慢性盆腔疼痛，称为特定疾病相关的盆腔痛；未查明确定病因的慢性盆腔疼痛，称为慢性盆腔疼痛综合征（Chronic Pelvic Pain Syndrome，CPPS）。

国际疼痛学会（The International Association for Study of Pain，IAPS）对慢性盆腔疼痛的定义：在没有感染也没有明确的病理改变的情况下，持续或反复发作的盆底区疼痛，伴有肛直肠、尿生殖器官及妇科功能异常的症状，但没有器官疾病构成疼痛的原因。

慢性盆腔疼痛的人群患病率在不同国家的报道从 6.4% 到 25.4%：墨西哥为 6.4%，美国为 14.7%，英国为 24%，澳大利亚为 21.5%，新西兰为 25.4%。慢性盆腔疼痛的患者约占妇科门诊量的 10%，腹腔镜检查中约有 40% 的患者有慢性盆腔疼痛。大部分慢性盆腔疼痛女性不寻求治疗。2001 年英国的一项研究发现，只有 32% 的慢性盆腔疼痛患者在过去一年中曾就医，41% 从未就医。慢性盆腔疼痛为社会经济带来了沉重的负担。

慢性疼痛的发生过程中存在痛觉过敏及中枢致敏机制。反复慢性刺激促使脊髓后角细胞发生病理变化，增强外周痛觉信号向中枢的传递，加重疼痛。长期的疼痛刺激同时还会导致中枢致敏，其通过改变痛觉传导通路中的某些环节，将初始的非有害性刺激放大为能被机体感知的疼痛性刺激。造成疼痛加重与持续存在。患者早期的疼痛可能与有害刺激相关，但后期的疼痛则可能与痛觉过敏及中枢致敏机制有关。

（二）导致慢性盆腔疼痛的疾病

1. 生殖系统疾病

生殖系统疾病包括子宫内膜异位症、慢性盆腔炎性疾病、盆腔粘连、盆腔静脉淤血综合征、遗留卵巢综合征和残留卵巢综合征、外阴疼痛综合征等。其他如分娩造成的产伤、子宫平滑肌瘤、子宫切除术后输卵管脱垂、输卵管结核、妇科恶性肿瘤等也可造成慢性盆腔疼痛。

2. 泌尿系统疾病

泌尿系统疾病包括膀胱疼痛综合征、复发性泌尿系感染、尿道憩室、膀胱肿瘤、放射性膀胱炎、慢性尿道综合征等。

3. 消化系统疾病

消化系统疾病包括肠易激综合征、炎性肠病、憩室性结肠炎、慢性肛门疼痛综合征、结直肠肿瘤、痔疮、肛裂等。

4. 骨骼肌肉系统疾病

骨骼肌肉系统疾病包括盆底肌筋膜疼痛综合征、躯体形态异常、耻骨炎等。

5. 神经系统疾病

神经系统疾病包括阴部神经痛、髂腹下神经痛、髂腹股沟神经痛、生殖骨神经痛等。

6. 精神心理问题

在慢性盆腔疼痛患者中有心理异常者高达 67%，其中人格障碍者占 31%～59%，伴有抑郁和焦虑者占 40%～60%。疼痛与精神障碍存在普遍性与共病性。

（三）诊断

1. 病史

盆腔痛仅是一种临床症状，其原因可能涉及多个学科、多个器官，需要详细询问病史。不同病因、不同器官的疼痛有其相应的特点。通过详细询问病史可以对疾病诊断有最初的印象，并在交流过程中与患者建立一种相互信任的医患关系。首先应该让患者用自己的语言主动叙述自己的疼痛症状和治疗经过，可以采用疼痛图谱，请患者圈出疼痛的部位。然后仔细询问疼痛发生的原因、具体时间、发作的缓急及疼痛的部位、性质、持续时间和严重程度、什么因素能使疼痛加重或缓解、体位变化对疼痛的影响等，还有疼痛伴随的症状和治疗变化。为避免遗漏，可参考国际盆腔痛协会（International Pelvic Pian Society，IPPS）的相关问卷问诊。月经史和生育史是妇科病史中不可缺少的部分，可为确诊某些盆腔痛提供重要线索。既往史，如既往盆腔手术史，可能也是盆腔痛的原因。个人史包括工作类型、居住条件、精神状态等，均与疼痛发生有关。家族史也应了解。

2. 体格检查

因盆腔痛病因可能涉及盆腔以外的器官，需进行包括站立位、坐位、卧位及膀胱截石位等不同体位、多系统的全面体格检查。

站立位：步态，站姿，脊柱有无侧弯，双侧骶髂关节是否对称、有无压痛，脊柱及椎旁肌肉有无压痛，有无腹壁疝、切口疝，单腿试验，扭髋运动是否受限，前屈、后仰是否受限等。

坐位：观察患者的坐姿。阴部神经痛患者在坐位时疼痛显著加重，患者会避免坐位姿势或出现特定的坐姿。

卧位：观察腹部外形，呼吸运动，是否膨隆、凹陷或不对称，有无瘢痕、腹股沟疝、淋巴结增大等。然后从远离疼痛处开始，双手指放平，轻柔触摸，系统检查每一象限，注意触痛、反跳痛、肌紧张、肿块。如果有疼痛触发点，可以通过抬头试验，增加腹直肌张力来鉴别疼痛到底是来自腹壁还是腹膜内。还可通过腰大肌试验、4 字试验、闭孔肌试验、直腿抬高试验等来排除腰椎问题等。

膀胱截石位：从外生殖器开始循序检查阴道内、盆底肌、尿道旁组织，可以参考泌尿生殖道疼痛图谱、盆底肌疼痛图谱和尿道旁组织疼痛图谱来记录疼痛的部位、性质和疼痛程度（采用视觉模拟评分，0～10分）。对于有外阴痛、阴蒂痛、阴道疼痛、性交痛及膀胱疼痛的患者，检查时注意皮肤有无捏痛，阴蒂、前庭部位有无疼痛和压痛；还可以借助牙签和棉签试验判断是否有阴部神经痛相关体征。阴道内检查采用单指或双指检查，首先进行改良牛津肌力分级测试，判断盆底肌肌力，并触诊盆底和盆壁肌肉、尿道旁组织，看是否存在触发点，以及牵涉痛和下尿路症状，如尿急。阴蒂痛患者在触诊尿道旁、膀胱颈位置时，会出现明显的阴蒂痛和尿急感。最后行阴道窥器检查及双合诊盆腔检查，了解阴道和宫颈的情况，有无宫颈摆痛及举痛，子宫两侧是否有深压痛或酸胀感等。

3. 实验室检查

可进行的实验室检查有血、尿常规，肝肾功能，肿瘤标记物，宫颈细胞学检查，中段尿培养和尿敏试验，钾离子试验，阴道分泌物拭子培养等。

4. 影像学检查

MRI及经直肠超声可以帮助判断深部浸润型子宫内膜异位症病灶与直肠的关系。彩色多普勒和盆腔血管造影对诊断盆腔淤血综合征有一定的帮助。静脉肾盂造影、CT尿路造影对泌尿系统结石或梗阻相关疼痛的诊断有帮助。综合患者的症状、体征，结合影像学检查，更有助于鉴别慢性盆腔疼痛的病因。

5. 内镜检查

虽然内镜检查作为慢性盆腔疼痛辅助检查应用越来越普遍，并且大约40％的诊断性腹腔镜是缘于慢性盆腔疼痛，但腹腔镜作为一种有创检查，不能作为慢性盆腔疼痛诊断的"魔杖"。腹腔镜检查已经成为诊断子宫内膜异位症的金标准，但腹腔镜下慢性盆腔疼痛患者中子宫内膜异位症只占33％，无病理异常的占35％。

6. 盆底表面肌电评估

盆底肌功能失调是引起慢性盆腔疼痛的常见原因。盆底肌具有正常、活动减弱和过度活动三种状态。盆底肌活动减弱易导致与盆底肌无力相关的疾病，如压力性尿失禁；而盆底肌过度活动则可能与慢性盆腔疼痛相关，如外阴痛、膀胱疼痛综合征、性交痛等。肌肉过度活动可能是由缺血或肌筋膜触痛点引起的。可以通过盆底表面肌电评估来了解盆底肌的功能。表面肌电研究提示，外阴痛患者盆底肌特征有慢性过度活动、易激惹、不稳定及易疲劳，表现为静息基线升高、放松时间延长、变异性增大等。

（四）非手术治疗

1. 药物治疗

用药原则：单一用药往往难以取得理想的效果，故多采用联合用药。应特别注意药物的相互作用，评估药物的治疗效果，尽量减少药物的种类和剂量，以减少不良反应和医疗费用。常用的药物如下：

（1）止痛药：非甾体抗炎药（Non－Steroidal Anti－Inflammatory Drugs，NSAIDs）和作用较温和的麻醉剂复合剂以及纯麻醉剂。

（2）抗抑郁药：抗抑郁药不仅可对抗抑郁情绪，还有机制未明的镇痛作用。抗抑郁药用于慢性疼痛的疗效并不十分可靠，但因可作为麻醉药的替代品且不易被滥用、依赖性低的优点而被广泛应用。

（3）器官特异性药物：在治疗慢性盆腔疼痛的过程中，可针对胃肠症状、膀胱刺激症状和骨骼肌肉痛等治疗。

（4）其他药物：如醋酸甲羟孕酮（安宫黄体酮）可通过抑制卵巢功能减少盆腔充血，以缓解相关疼痛。促性腺激素释放激素激动剂（Gonadotropin Releasing Hormones Agonist，GnRH-a）已被建议用于鉴别妇科原因和非妇科原因的疼痛。

2. 盆底肌锻炼

盆底肌过度活动与慢性盆腔疼痛密切相关，通过盆底肌锻炼可以恢复正常的盆底肌功能。慢性盆腔疼痛患者无意识地使肌肉保持在高张状态，肌肉得不到休息。可对盆底肌进行失活性训练，关闭过度活动的肌肉。指导患者初始训练时用低强度收缩，然后逐步进行中等强度和高强度的收缩。

3. 生物反馈疗法

欧洲泌尿外科学会（European Association of Urology，EAU）《慢性盆腔疼痛指南（2017版）》指出，有盆底肌过度活动的患者，推荐生物反馈疗法联合盆底肌锻炼进行治疗。通过阴道或直肠电极记录盆底表面肌电信号，指导盆底肌锻炼。肌电生物反馈疗法辅助盆底肌锻炼的重点在于过度活动肌肉的降阶梯训练（放松训练）：定位训练肌肉、特异性训练、区分不同肌群、区分肌纤维类型、标准化训练。也可以采用渐进式肌肉放松训练和呼吸训练来放松盆底肌。最终降低静息波幅，缩短放松时间，增强肌肉收缩力量，提高肌肉耐力

4. 肌筋膜手法治疗

欧洲泌尿外科学会《慢性盆腔疼痛指南（2017版）》建议将肌筋膜手法治疗作为治疗盆底肌功能障碍相关的慢性盆腔疼痛的一线治疗方案。2009年，第一篇肌筋膜手法治疗用于慢性盆腔疼痛的随机对照研究发表，其结果表明，肌筋膜手法治疗的有效率为59%，明显高于常规按摩的有效率（21%）。

5. 电刺激疗法

电刺激疗法采用脉冲电流刺激相应的周围神经，使神经纤维出现暂时性或永久性传导障碍，达到神经阻滞的目的，从而缓解慢性疼痛，常用的电刺激疗法包括经皮神经电刺激（Transcutaneous Electrical Nerve Stimulation，TENS）、经皮胫神经电刺激、阴部神经电刺激、骶神经电刺激。经皮神经电刺激是将电极贴于皮肤表面，通过外周电刺激进行治疗的一种方法。经皮胫神经电刺激是通过刺激踝部的胫神经来达到治疗的目的。阴部神经电刺激和骶神经电刺激分别通过植入阴部神经调节器和骶神经调节器来治疗慢性盆腔疼痛。

6. 磁刺激治疗

磁刺激治疗是利用变化的磁场无接触地通过空间耦合入组织内部形成的感应电流刺

激组织细胞，从而引发细胞的动作电位。磁刺激作为一种非侵入性的外源性刺激，是对电刺激的一个突破。Tae Heon Kim 等对 37 名慢性盆腔疼痛综合征患者进行了 6 周 12 次的体外磁刺激治疗，在治疗 24 周后，对慢性前列腺炎症状指数总评分和疼痛评分的变化、国际前列腺症状评分、排尿日记、患者满意度和意愿问卷、患者症状改善感知进行了评估。结果表明，对于药物治疗无效的患者，磁刺激提供了一种新的治疗手段。

7. 心理治疗

对没有明显器质性病变，但有心理障碍的患者应进行心理治疗。可从简单的方法开始，如从教育和消除疑虑入手，逐步进行特殊的心理治疗，如放松疗法、认知疗法、支持疗法等。

8. 其他治疗

其他治疗包括热敷法、冷敷法、拉伸训练、超声波治疗、微波治疗、体外冲击波治疗等。

（五）手术治疗

1. 腹腔镜手术治疗

慢性盆腔疼痛的腹腔镜手术治疗应根据具体情况来定，如粘连松解术、子宫内膜异位症手术、子宫骶骨神经切除术、骶前神经切除术、宫旁去神经术等。

2. 外周神经阻滞术

可选择性地对一些患者用局部麻醉药或类固醇类药物进行特定部位周围神经阻滞，如阴部神经阻滞术。

3. 触发点注射

触发点注射多用于局部触发点。

4. 其他治疗

其他治疗包括膀胱扩张、水扩张、经膀胱病变区、凝固或激光治疗、神经调控、开腹手术等。

四、排便障碍

（一）功能性便秘

1. 定义及流行病学特点

便秘指排便困难，排便次数减少，粪质变硬或有排便不尽感。排便次数减少指每周排便少于 3 次。慢性便秘根据病因分为功能性便秘和器质性便秘。有些药物也可导致便秘，但大部分为功能性便秘。

功能性便秘（Functional Constipation，FC）是一种常见的消化道疾病，指排除了器质性便秘和药物因素的便秘，符合罗马Ⅲ诊断标准，以粪便量及排便次数减少、排便困难为主要临床症状，严重影响生活质量。功能性便秘的发病与精神心理因素、激素、排便动力学异常等多种因素有关。

国际上，根据结肠动力学特点和肛门直肠功能改变，将功能性便秘分为以下四种类型：①慢传输型便秘（Slow Transit Eonstipation，STC），由于结肠运动障碍或无力，致使结肠内容物推进减慢，又称为结肠无力症；②出口梗阻型便秘（Outlet Obstruetive Constipation，OOC），指排便时肛管括约肌或耻骨直肠肌矛盾性收缩，以及会阴下降、盆底肌失弛缓等所致的排便障碍；③混合型便秘（Mixed Constipation，MC），两者兼有之；④正常传输型便秘（Normal－Transit Constipation，NTC），便秘型肠易激综合征（IBS－C）多属于这一型，多与精神心理和饮食等因素有关，发病较常见。

目前我国功能性便秘的发病率为 3%～17%，并呈逐渐上升趋势。最近的一项循证研究提示，便秘在全球的总体发病率为 0.7%～79.0%。便秘多发生于女性，上海最近一项便秘流行病学调查显示男女比例为 1∶1.32。

2. 病因

功能性便秘的发生与多种因素有关。

（1）饮食因素：食物摄入不足及饮食纤维素含量少是导致便秘的重要因素，每日饮水量小于 1000ml，便秘发病率高。

（2）精神心理因素：精神心理因素是影响胃肠功能的重要因素。

（3）遗传性因素：有研究表明，便秘患者中一级亲属患慢性功能性便秘者占 29.8%，几乎 1/3 的患者有功能性便秘家庭聚集倾向。

（4）激素、神经递质等调节因子异常：兴奋型激素水平减少和（或）抑制型胃肠激素分泌增多与慢性便秘的发生相关。

（5）排便动力学异常：结肠动力降低导致慢传输型便秘的发生。

3. 发病机制

（1）结肠蠕动无力或结肠蠕动不协调：结肠测压试验显示，结肠动力降低是造成功能性便秘患者结肠排空延迟的原因之一。结肠蠕动不协调可导致结肠收缩无效，同样可引起结肠排空延迟。粪便在结肠的转运时间延长可增加黏膜对水分的吸收，引发粪质变硬、排便费力及排便未尽感等。

（2）盆底肌功能障碍：正常排便时，直肠收缩，直肠内压加大，盆底肌和肛门括约肌松弛。功能性便秘患者在排便时耻骨直肠肌出现矛盾性收缩，部分便秘患者有直肠功能异常，表现为排便时无法协调肛门外括约肌和盆底肌的活动，包括横纹肌功能不良、直肠平滑肌动力障碍、直肠感觉功能损害、肛门内括约肌功能不良等。

（3）肠道神经肌肉异常：引发慢性便秘的主要有神经病变、肌肉病变和肠道 Cajal 间质细胞（Interstitial Cells of Cajal，ICC）网络异常等。慢性便秘患者可出现肠神经节细胞数量减少、肠道神经化学信号异常。调节肠蠕动的神经递质有两类：兴奋性神经递质和抑制性神经递质。研究资料表明，便秘患者的肠壁内乙酰胆碱、P 物质等兴奋性神经递质明显减少，而血管活性肠肽、一氧化氮等抑制性神经递质合成增加。新近研究发现，水通道蛋白（AQP）在肠道细胞的表达改变可能在便秘的发生发展中起一定作用。此外，慢性便秘患者普遍存在胃肠平滑肌病变，慢传输型便秘患者的结肠平滑肌细胞簇的肌丝数量明显减少。

4. 辅助检查及诊断

研究者根据神经胃肠病学和临床循证医学研究的结果，探讨并制定了功能性便秘的罗马Ⅲ诊断标准，目前在临床上广泛推荐并使用，具体内容如下：

（1）至少25％的排便感到费力。

（2）至少25％的排便为干球状便或硬便。

（3）至少25％的排便有不尽感。

（4）至少25％的排便有肛门直肠梗阻感或阻塞感。

（5）至少25％的排便需要手法帮助（如用手指帮助排便、盆底支持）。

（6）排便次数<3次/周。

功能性便秘的临床诊断还需依靠病史和各种体格检查。应从患者便秘症状的特点（排便频率、粪便性状、排便困难程度、便意）、伴随症状、基础疾病、饮食结构、生活习惯及用药情况等多个方面进行详细问诊。肛门直肠指检可了解患者是否有痔疮、肛裂、直肠脱垂、肿物等，此外还应特别注意患者有无报警症状，如便血、大便隐血试验阳性、贫血、消瘦、腹部包块、明显腹痛，以及有无结直肠息肉史以及结直肠肿瘤家族史等。对年龄>40岁，伴有上述报警症状者，应结合实验室检查、影像学检查和结肠镜检查，以明确便秘是否由器质性病变所致。排除器质性病变导致的便秘后，还应通过胃肠传输试验、肛门直肠测压等检查进一步明确便秘的类型和程度。在功能性便秘患者的检查过程中，还应注意是否伴有焦虑、抑郁等心理问题。盆底肌电图对于功能性便秘患者来说，主要用于检测耻骨直肠肌、肛门外括约肌等盆底横纹肌的功能活动状态，评定盆底功能，从而为生物反馈疗法或电刺激治疗提供量化依据。

5. 治疗

（1）一般治疗：增加膳食纤维的摄入，增加粪便体积，多饮水，养成良好的排便习惯。

（2）药物治疗：临床治疗便秘的药物主要分为容积性泻药、渗透性泻药、刺激性泻药和润滑性泻药。选择药物时应充分考虑疗效、安全性、药物依赖性及效价比。提高患者的依从性，以减少和避免药物的不良反应以及对药物产生依赖性。

（3）生物反馈疗法：生物反馈疗法将不能觉察的生理活动信息转变为患者可视、可懂的信号，进而指导患者进行自我训练和功能协调训练，建立正确的排便行为。生物反馈疗法主要用于治疗肛门括约肌失协调和盆底肌、肛门外括约肌排便时矛盾性收缩导致的出口梗阻型便秘。

（4）心理治疗：功能性便秘是一种长期的疾病，会对很多患者造成身体上的困扰，还可能导致情绪不稳定、焦躁等不良心理反应，必要时应跟患者进行沟通，疏通患者心理或请精神心理专科医师会诊。

（5）手术治疗：外科手术主要针对慢传输型便秘和出口梗阻型便秘，如重度直肠前膨出、直肠黏膜内脱垂、耻骨直肠肌肥厚，以及部分混合型便秘。手术包括直肠前突修补术、耻骨直肠肌部分切除术、经腹进行盆底重建术、盆底抬高术、直肠悬吊固定术以及结肠部分、次全或全切除术等。

(二) 粪失禁

1. 定义及流行病学特点

粪失禁 (Fecal Incontinence, FI) 是指发生不自主的液体或固体粪便的意外排出,包括三种类型:急迫性粪失禁 (Urge Fecal Incontinence, UFI)、被动粪失禁 (Passive Fecal Incontinence, PFI) 及粪渗漏 (Fecal Seepage, FS)。急迫性粪失禁是指患者有便意后不能自我控制,到达卫生间前发生不自主的粪漏。被动粪失禁是指无法意识到的气体或固体粪便溢出。粪渗漏是指在正常排空肠道之后发生的粪便漏出,通常表现为内衣裤的粪染。国外文献报告人群中发病率差异较大,为 1.4%~18%,在养老院人群中发病率可高达 50%。

2. 病因及发病机制

排便受多种因素影响,包括肠道的活动性、粪便的量及性状、肠道敏感性,以及耻骨直肠肌、肛门内外括约肌及神经的完整性,任何一项功能异常均可能导致粪失禁。粪失禁发生的危险因素包括产科损伤、尿失禁、盆腔器官脱垂、年龄大、慢性腹泻、盆腔手术、肥胖、糖尿病及脑卒中等。服用精神类药物也会显著增加粪失禁的发病率。在分娩的第二产程中,胎头压迫产道,会阴体膨出,除易造成盆底肌和神经的牵拉、撕裂外,常直接造成肛门括约肌断裂,引发粪失禁。

3. 辅助检查及诊断

详细询问病史有助于明确粪失禁的病因和病理机制,之后进行针对性检查。询问时可结合某些评估系统,如粪失禁严重程度指数 (Fecal Incontinence Incontinence Severity Index, FIS)、粪失禁生活质量评分系统 (Fecal Incontinence Quality of Life Scale, FIQL) 等。体格检查包括会阴部检查和肛门直肠指诊。会阴部检查看会阴部有无瘘管、皮炎、瘢痕、皮肤抓痕、痔、肛裂等。辅助检查有结肠镜检查、肛门直肠测压、肛管影像学检查 (包括肛管内镜超声和盆底磁共振成像)、排粪造影等。

4. 治疗

(1) 改善饮食:平时饮食中应避免刺激性食物的摄入,荤素搭配合理。

(2) 肠道管理:加强个人卫生,提高粪失禁的应变能力。

(3) 药物治疗:临床中治疗粪失禁的药物有很多,如纤维补充剂、三环类抗抑郁药、渗透性泻药、栓剂或灌肠剂等。其中三环类抗抑郁药较为常用,其针对肠道易激惹综合征所致的粪失禁非常有效。某些药物,如洛哌丁胺等,既可增加粪便黏稠度,也可通过增加括约肌张力协同改善控便能力。

(4) 生物反馈疗法:通过唤醒损伤的盆底肌和神经,降低直肠感觉阈值,增强肛门外括约肌的力量和弹性,从而改善控便能力。生物反馈疗法主要用于改善直肠的感觉感知功能,加强肛门外括约肌并恢复自主控制的协调性,是不完全性粪失禁的首选疗法。医院治疗和家庭锻炼相结合治疗后,患者的生活质量和困窘心理均有明显改善。

（5）电刺激：电刺激主要包括骶神经刺激（Sacral Nerve Stimulation，SNS）和胫神经刺激（Posterior Tibial Nerve Stimulation，PTNS）两种。骶神经刺激主要用于中、重度粪失禁的治疗；胫神经刺激的有关研究起步较晚，主要用于括约肌完整的粪失禁患者。骶神经刺激的长期疗效、安全性及并发症情况已被广泛证实，可以作为保守治疗失败后的首选疗法，目前临床研究证据仍然较少，其治疗参数设置、疗程方案等尚无共识。

（6）其他：如肛门塞和针灸。肛门塞通过浸渍在粪便中膨胀发挥阻止粪便流出的作用，主要用于治疗患有神经性疾病或无法活动的粪失禁患者；而针灸则通过对长强、百会、承山等穴位的刺激，在某些患者身上获得一定的疗效。

（7）手术治疗：非手术方法治疗粪失禁未改善者，临床建议使用手术治疗。常规治疗粪失禁的手术包括：①肛门括约肌重叠成形修补术（Overlapping Sphincteroplasty Repair，OLSR），用于治疗肛门外括约肌缺损；②Parks肛管后方盆底修补术（Parks Postanal Pelvic Repair），主要用于无括约肌缺损以及肛门括约肌重叠成形修补术修补后仍有反复粪失禁症状者，也可用于严重神经性粪失禁者及直肠脱垂固定术后仍有较重症状者；③Malone顺行可控性灌肠（Malone Antegrade Continence Enema，MACE），多项研究表明，此项技术安全有效，可明显减少粪失禁发作次数，显著改善患者生活质量；④结肠造口术，主要用于所有其他治疗失败的粪失禁患者，也可作为不能耐受反复手术或不愿承受失败患者的一线治疗方案，尤其适用于脊髓损伤或卧床的粪失禁患者，可以减轻护理负担，改善患者的生活质量。除此之外，一些最新的技术，如动力性股薄肌成形术、人工肛门括约肌、可注射填充剂和Secca手术等，也可用于粪失禁的治疗。临床医师应根据患者的实际情况制订最佳的治疗方案。

五、女性性功能障碍

（一）定义及流行病学特点

女性性功能障碍（Female Sexual Dysfunction，FSD）是指发生在女性性反应周期中一个或几个环节的障碍（性欲障碍、性唤起障碍和性高潮障碍），或者出现与性交有关的疼痛。女性性功能障碍的病因复杂，包括社会心理、年龄、内分泌、神经、血管、肌肉、药物及妇产科疾病等，是多因素协同作用的结果。美国《精神疾病诊断与统计手册（第五版）》（DSM－Ⅴ）将女性性功能障碍分为女性性高潮障碍、女性性兴趣/性唤起障碍、生殖器－盆腔疼痛或插入障碍、物质或药物引起的性功能障碍、其他能够特别分类的性功能障碍、未特别分类的性功能障碍。目前多数学者将女性性功能障碍分成性欲障碍、性唤起障碍、性高潮障碍和性交疼痛障碍。

1. 性欲障碍

性欲障碍常表现为性欲望减退和性厌恶，经常或反复出现对性的反应下降而导致个人痛苦，拒绝性接触。

2. 性唤起障碍

经常或反复出现不能达到或维持足够的性兴奋，常导致性刺激不够，影响阴蒂充血膨胀，阴道分泌物减少。性唤起与大脑皮层海马区性功能高级中枢有关。

3. 性高潮障碍

经常或反复出现虽然已达到兴奋期而难以达到性高潮或缺乏性快感，可能为内分泌失调、创伤或手术所致。性高潮障碍可分为原发性性高潮障碍和继发性性高潮障碍两种。前者是指在性行为经验中从来没有过性高潮；后者是指曾经有过一段时间的性高潮，后来缺乏。

4. 性交疼痛障碍

（1）性交痛：反复或经常在性交时发生生殖器疼痛。

（2）阴道痉挛：反复或经常在性交时发生阴道外1/3处骨盆肌肉不随意的痉挛性收缩，以致阴茎不能插入阴道，常伴有性交痛。阴道痉挛是指在排除解剖结构或其他的身体异常后，尽管有性交的欲望，但持续或反复出现阴茎、手指和（或）任何物体进入阴道困难，盆腔肌肉不随意收缩，常伴有对性行为的恐惧性回避、对疼痛的预期、畏惧的体验。典型的阴道痉挛为阴茎无法插入，轻度的阴道痉挛阴茎可插入，但引起女性疼痛和不适。非性交性疼痛与解剖异常、外阴前庭炎等生殖系统感染、生殖器畸形或外伤、子宫脱垂或尿失禁盆底手术后、子宫内膜异位症等病理状态有关。老年女性的性交痛往往与阴道萎缩有关。长时间无性生活后女性也可出现性交痛。

（3）非接触式性交痛：反复或经常出现非性交引起的刺激而导致的疼痛。欧美国家的研究发现，被调查女性中有性功能障碍者达43%。Xin 等对我国健康妇女进行的一项性功能调查发现，性生活不满意、高潮困难、性欲每月少于 2 次者分别占 55.5%、39.68%和 31.75%。

（二）病因及发生机制

女性盆底除承托并保持子宫、膀胱和直肠等盆腔器官的正常位置，参与维持器官的正常功能外，还参与女性性反应，对维持性功能有重要的意义。近年来，随着对女性盆腔结构功能的进一步了解，人们逐渐认识到盆底支持结构的损伤也是女性性功能障碍的病因之一。当盆底肌不自主地持续性挛缩时，常伴有性交痛，这种阴道痉挛不是患者所能控制的，因此在治疗时需要致力于恢复患者的意识控制，如教会患者应用生物反馈疗法放松盆底肌。而当盆底肌松弛时，出现阴道轻度感觉丧失、无性高潮。女性性功能障碍的发生主要与以下几种因素相关：

1. 社会心理因素

夫妻矛盾、生活工作压力大、一方的性创伤史或同性恋倾向等，均可造成性唤起障碍或对性高潮反射的无意识抑制，而女性性功能障碍又加重了生理、心理上的变化。

2. 神经性因素

许多中枢或外周神经系统疾病或损伤，如脊髓损伤、糖尿病性神经病变等，均可引起女性性功能障碍。

3. 内分泌因素

下丘脑－垂体－性腺轴的功能失调、生理性绝经、卵巢功能早衰及长期服用避孕药等均可导致内分泌性女性性功能障碍。

4. 血管性因素

高血压、高血脂、糖尿病等全身性疾病或骨盆骨折、慢性会阴挤压伤等使阴道和阴蒂血流减少的局部损伤，均可导致女性性功能障碍。

5. 肌肉因素

肌肉过度活动导致阴道痉挛，并可发展为性交痛。如果肌肉松弛，则会出现性欲降低、无性高潮、阴道感觉丧失等。

6. 药物性因素

能改变精神状态、神经传导、生殖系统血流及性激素水平的药物均有可能导致性欲减退和性功能低下，如镇静药、抗癫痫药等。有报道指出，抗抑郁药物，特别是5－羟色胺再摄取抑制剂（Selective Serotonin Reuptake Inhibitors，SSRI）可引起女性性功能障碍。

（三）临床诊断

首先应根据主观体验评定。临床上女性性反应大多是主观体验，不易客观评定。近年来有很多种简短的性功能量表，如女性简短性功能指数、女性性功能指数和性功能问题表等，适用于女性性功能障碍的主观评估。同时还可以结合生理的检测方法，最常用的生理检测方法是阴道光体积扫描法，用于检测阴道血流容量和搏动振幅。其他的生理检测还包括在实施性刺激前后测定阴唇温度、女性生殖道血流、阴道pH值、阴道顺应性和生殖道震感阈值等。此外，还需要结合患者的病史、体格检查（如判断有无血管、神经、内分泌系统病变，阴道痉挛及其他妇科器质性疾病）和实验室检查［如测定血中卵泡刺激素（Follicle－Stimulating Hormone，FSH）、黄体生成素（Luteotropic Hormone，LH）、睾酮及雌二醇的水平等］，判断是否是内分泌因素导致的性功能障碍。

（四）治疗

1. 调整生活方式

健康饮食、适度睡眠和体育锻炼可以促进身心健康和性健康。应戒烟限酒，避免滥用药物等。女性加强盆底肌锻炼，有助于提高性生活的满意度。

2. 性激素替代治疗

可选择口服雌激素制剂或其他性激素，如利维爱，有效成分是7－甲异炔诺酮，含有雌激素、孕激素和微弱的雄激素，可作为全面的性激素替代药物。雌激素替代疗法主要针对绝经期妇女，可缓解阴道萎缩症状，增加阴道润滑性，减少性交痛，并有利于性高潮产生。雄激素目前已应用于临床，安全有效，但是会出现一些不良反应，如体重增加、男性化、多毛等。

3. 血管活性药物

血管活性药物分为两类。一类是作用于 NO－cGMP 通路的药物，主要包括 5 型磷酸二酯酶抑制剂（phosphodiesteras－5，PDE5）、西地那非（sildenafil）和 L－精氨酸；另一类是非选择性 α－肾上腺能受体阻滞剂，如酚妥拉明可引起阴茎及阴蒂海绵体和血管平滑肌舒张，能增加绝经后妇女阴道血流，改善性功能。

4. 其他药物

其他药物有多巴胺受体激动剂。多巴胺可参与性欲活动和性唤起。此外，应用脱水吗啡或合并应用血管活性药物及中草药都对性功能障碍有明显的改善作用。

5. 心理治疗

结合性功能障碍患者的心理状况，为消除其不良心理，可进行性感集中训练、行为疗法和暗示疗法。性感集中训练在治疗性高潮障碍中作用有限，盆底肌锻炼有助于提高性高潮的感受。医师指导下的行为疗法（手淫指导训练、振荡器训练）可改善性高潮障碍。在治疗性高潮障碍前，应与患者充分沟通，制订切实可行的目标。治疗目标应遵循 Basson 的非线性模式性反应周期，通过性生活增进夫妻感情，而非性高潮时的各种躯体反应。对阴道痉挛患者，一方面可通过心理咨询和性知识教育帮助其缓解焦虑，另一方面通过系统脱敏疗法，用阴道扩张器逐次扩大阴道直径，进行循序渐进的肌肉松弛训练，可能的话，也可指导患者自己在家进行规律的插入锻炼。必要时首次治疗可在局部麻醉后进行。

6. 生物反馈疗法

锻炼耻骨尾骨肌，恢复或改善阴道和尿道周围的肌肉收缩能力，帮助增加阴道弹性，通过放松训练，缓解阴道痉挛等。

7. 其他

药物或心理治疗不理想或者希望尝试其他治疗方法的患者，可以使用针刺疗法、基因治疗和计算机辅助治疗等。老年患者可采用阴道润滑剂治疗。

六、膀胱过度活动

（一）定义及流行病学特点

国际妇科泌尿协会和国际尿控协会将膀胱过度活动（Overactive Bladder，OAB）定义为一种以尿急症状为特征的症候群，常伴尿频和夜尿症状，可伴或不伴有急迫性尿失禁。在尿动力学上可表现为逼尿肌过度活动，也可为其他形式的尿道－膀胱功能障碍。膀胱过度活动无明确的病因，不包括由急性尿路感染或其他形式的膀胱尿道局部病变所致的症状。

国内研究发现，膀胱过度活动患病率男性为 7％～27％，女性为 9％～43％。北美的一项流行病学调查结果显示，女性膀胱过度活动的患病率为 16.9％，65 岁以上的妇女随年龄的增加，患病率上升，女性膀胱过度活动患者中合并急迫性尿失禁者远多于男性。

（二）病因

病因尚不十分明确，目前认为有以下四种。①逼尿肌不稳定：由非神经源性因素所致，储尿期逼尿肌异常收缩引起相应的临床症状；②膀胱感觉过敏：在较小的膀胱容量时即出现排尿欲；③尿道及盆底肌功能异常；④其他原因：精神行为异常、激素代谢失调等。研究表明，虽然性别不是膀胱过度活动的危险因素，但是患病人群还是以女性为主，这与女性特殊的身体构造和分娩生育史相关。据调查，约50％患有膀胱过度活动的女性存在盆底肌功能异常。盆底肌松弛导致膀胱正常生理位置偏移，引起膀胱功能异常。多项研究表明，女性盆腔器官脱垂和膀胱过度活动显著相关，且严重程度与脱垂阶段存在相关性。

（三）辅助检查和诊断

1. 病史

（1）典型症状（排尿日记评估）。

（2）相关症状，如排尿困难、尿失禁、性功能障碍、排便困难等。

（3）相关病史，如泌尿及生殖系统疾病及治疗史。

2. 体检

体检包括一般体格检查、特殊体格检查（泌尿系统、生殖系统、神经系统检查）。

3. 实验室检查

实验室检查包括尿常规、尿培养、血生化。

4. 泌尿外科特殊检查

泌尿外科特殊检查包括尿流率、泌尿系统超声检查（包括残余尿测定等）。

5. 选择性检查

（1）病原学检查：怀疑有泌尿或生殖系统炎症者，应进行尿液、尿道及阴道分泌物的病原学检查。

（2）细胞学检查：抗毒蕈碱药物治疗无效的患者，应进行细胞学检查，筛查是否存在炎症和肿瘤。

（3）膀胱镜检查：抗毒蕈碱药物治疗无效的患者，还应进行膀胱镜检查，排除膀胱肿瘤及间质性膀胱炎。

（4）尿动力学检查：尿动力学检查并非常规检查项目，多数膀胱过度活动患者无须尿动力学检查，但对某些特殊患者，只有尿动力学检查可以明确诊断，如药物治疗无效的顽固性膀胱过度活动患者、怀疑尿道出口梗阻的患者、合并神经系统疾病的患者。膀胱压力测定和残余尿测定可以排除逼尿肌过度活动合并肌力下降的患者。

（四）鉴别诊断

1. 精神因素引起的膀胱过度活动

精神紧张可引起神经系统反射紊乱，导致膀胱过度活动。精神因素引起的尿频、尿急一般表现为间断性发病。应根据有无焦虑及心理疾病史，排除精神因素引起的膀胱过度活动。

2. 炎症引起的膀胱过度活动

尿频、尿急是泌尿系统感染的常见症状。除此症状外，患者还伴有尿痛及发热等。尿常规检查显示尿中白细胞增多，尿培养找到致病菌。

3. 膀胱出口梗阻及异物刺激引起的膀胱过度活动

膀胱膨出可能会引起尿频、尿急。膀胱内结石及肿瘤可刺激膀胱黏膜，产生继发性膀胱过度活动。

4. 神经系统疾病导致的膀胱过度活动

脊上神经系统病变（脑血管病变、神经系统肿瘤）可引起逼尿肌反射亢进，造成膀胱过度活动，同时还伴有膀胱容量减少和残余尿增加。

（五）治疗

膀胱过度活动的治疗原则是去除原发病，改善症状。对于有明确病因的膀胱过度活动，应积极治疗原发病，经过临床各项检查未发现明确病因的，应进行以下治疗。

1. 行为疗法

（1）膀胱训练：膀胱训练治疗膀胱过度活动的效果是肯定的。可通过膀胱训练抑制膀胱收缩，增加膀胱容量。训练要点是白天多饮水，尽量忍尿，延长排尿间隔时间；入夜后不再饮水，勿饮刺激性、兴奋性饮料，夜间可适量服用镇静安眠药以帮助入睡。治疗期间应记录排尿日记，增强治愈信心。

（2）生物反馈疗法：人们有意识地排尿和控制排尿是由于体内存在着某些生物信息。生物反馈疗法就是通过仪器将体内信息放大，为患者所利用，使其学会将这些平时未加注意的信息纳入意识控制之中，主动进行排尿或控制排尿。置入肛门或阴道内的反馈治疗仪以声、光、图像等形式，记录膀胱的活动。当患者出现逼尿肌无抑制性收缩或不稳定收缩时，仪器即发出特定的声、光、图像等信息，使患者能直接感知膀胱活动并有意识地逐渐学会自我控制，达到抑制膀胱收缩的目的。

（3）盆底肌锻炼：患者学会通过收缩盆底肌来抑制膀胱收缩以及其他抑制尿急的策略。

（4）其他行为疗法有催眠疗法等。

2. 药物治疗

（1）M受体拮抗剂：药物治疗容易被大多数膀胱过度活动患者接受，因而是膀胱过度活动最重要和最基本的治疗手段。逼尿肌的收缩通过激动胆碱能M受体介导，M受体拮抗剂可通过拮抗M受体，抑制逼尿肌的收缩，改善膀胱感觉功能，因此被广泛应用于治疗膀胱过度活动。一线药物有托特罗定、曲司氯胺、索利那新等，其他药物有奥昔布宁、丙哌维林、普鲁苯辛等。M受体拮抗剂作为当今治疗膀胱过度活动的主要手段，其有效率可达75%。

（2）镇静、抗抑郁药：中枢神经系统的多个区域参与排尿控制，如皮层、间脑、中脑、延髓和脊髓。可选择与这些神经通路有关的神经递质，如 γ-氨基丁酸、5-羟色胺、多巴胺和谷氨酸等。膀胱过度活动的治疗药物中，最常用的是丙咪嗪。丙咪嗪不仅有抗胆碱能及拟交感作用，还可能有中枢性抑制排尿反射的作用。但丙咪嗪起效较慢，服用数周后才能见效。不良反应有直立性低血压及心律失常。另一种抗抑郁药物度洛西汀，通过抑制中枢对 5-羟色胺和去甲肾上腺素的再摄取，增加尿道外括约肌张力。

（3）钙拮抗剂：实验证明，钙拮抗剂如维拉帕米、硝苯地平等可通过阻滞细胞外钙离子内流，从而抑制膀胱逼尿肌的收缩。钾离子通道开放剂则通过增加钾离子外流，引起细胞膜超极化，使平滑肌松弛。

（4）其他药物：前列腺素合成酶抑制剂（吲哚美辛）、黄酮哌酯等。

3. 中医治疗

近年来，中医被尝试用于膀胱过度活动的治疗和辅助治疗，其疗效确切，不良反应小，越来越被医师所重视，被患者所接受。中医治疗包括中药疗法、针灸疗法、按摩疗法、熏香疗法等。

4. 外科手术

外科手术仅用于严重低顺应性膀胱、膀胱容量过小、危害上尿路功能、经其他治疗无效者。外科手术包括逼尿肌横断术、自体膀胱扩大术、肠道膀胱扩大术、尿流改道术等。

5. 其他治疗

其他治疗包括 A 型肉毒素膀胱逼尿肌多点注射，其对严重的逼尿肌不稳定具有疗效。也可膀胱灌注透明质酸酶或辣椒辣素，这些物质可参与膀胱感觉传入，灌注后降低膀胱感觉传入，对严重的膀胱感觉过敏者可试用。神经调节（骶神经电调节）治疗对部分顽固性尿频、尿急及急迫性尿失禁患者有效。临床中，膀胱过度活动患者大多联合应用行为疗法和药物治疗。

第二章 盆底功能障碍性疾病的诊断和评估

盆底功能障碍性疾病（PFDs）是临床上较为常见的一种慢性妇科疾病，目前认为导致盆底功能障碍性疾病的主要原因是妊娠、长期咳嗽、长期便秘、长期重体力劳动导致主骶韧带复合体及其相连的耻骨宫颈筋膜先天性过薄或病理性损伤。我国中老年女性人群PFDs发病率较高，严重影响妇女健康。PFDs包括女性性功能障碍（FSD）、压力性尿失禁（SUI）、盆腔器官脱垂（POP）、粪失禁（FI）等。PDFs除与盆腔器官组织退行性改变有关外，也与神经系统的异常改变密切相关。此外，PFDs的症状还与情绪心理密切相关，需要采用多维度手段加以评估。盆底神经功能的神经电生理评估包括球海绵体反射（Bulbocavernosus Reflex，BCR）、坐骨球海绵体反射（Isohiocavernoeue Reflex，ICR）、阴部神经体感诱发电位（Pudendal Nerve Somatosensory Evoked Potentials，P-SSEP）和盆底运动诱发电位（Pelvic Floor Motor Evoked Potential，P-MEP），其中BCR和ICR反映骶段脊髓节段反射弧，P-SSEP反映阴部感觉神经通路（周围段、中枢段）和支配盆底肌的运动通路（中枢段、周围段）。

盆底肌大致由70%的慢肌纤维（Ⅰ型）和30%的快肌纤维（Ⅱ型）组成。虽然在日常生活中，盆底肌主要进行的是紧张性和反射性收缩，但是主动收缩对于锻炼盆底肌是必不可少的。盆底肌功能减弱是尿失禁和粪失禁患者面临的主要问题。通过盆底肌锻炼纠正疲弱的盆底肌是治疗这类疾病的常用方法。盆底肌评估早在1948年由Kegel博士提出。他指出，触诊耻骨尾骨肌应该成为常规妇科检查的一部分。目前已有多种方法可评估盆底肌，如触诊、压力评估、表面肌电评估、超声和MRI等。通过评估盆底肌的肌力和耐力，可以了解盆底肌疲弱的程度，为制订个体化的训练方案提供依据。

第一节 改良牛津肌力分级

改良牛津肌力分级（Modified Oxford Scale）是一种国际上广泛采用的指检评估盆底肌肌力的方法，由英国著名物理治疗师、国际尿控协会（ICS）终身成就奖获得者JoLaycock博士发明，并于1992年首次发表在她的博士论文 *Assessment and treatment of pelvic floor dysfunction* 中。

一、评估步骤

患者取仰卧位，膝盖弯曲，两腿分开。检查者用拇指和食指分开阴唇，将润滑的食指或食指与中指置入患者的阴道内，先评估疼痛、感觉和阴道容量，可在两个平面上触诊肌肉，即垂直平面和水平面。在垂直平面上，12 点钟方向是耻骨联合，6 点钟方向是会阴体，4 点钟方向和 8 点钟方向是左、右侧耻骨尾骨肌。耻骨尾骨肌收缩时，手指根部能感受到明显的挤压感。在水平面上，12 点钟方向是尾骨，6 点钟方向是会阴体，2 点钟方向和 10 点钟方向是左、右侧髂骨尾骨肌。为了触诊到深部肌肉，需尽量将手指向阴道内伸。在该平面触诊，当盆底肌收缩时，能感受到指腹抬起。嘱患者做最大盆底肌收缩，尽可能抬起检查者的手指。

二、肌力分级

肌力分级见表 2-1。

表 2-1 肌力分级

分级	分级标准	描述
0 级	无收缩	检查者的手指感觉不到盆底肌收缩
1 级	肌肉颤动	检查者的手指感觉到肌肉颤动或搏动
2 级	弱收缩	肌肉张力增加，但没有任何能感觉到的抬举或挤压感
3 级	中等程度收缩	以阴道后壁的抬高和检查者手指根部感觉到挤压感（耻骨尾骨肌）并伴随会阴体向内收为特征，会阴视诊通常可以看出 3 级或更高级别的收缩
4 级	中等程度收缩	可以对抗阻力使阴道后壁抬高，有会阴体内收，如果将两根手指（食指和中指）水平或垂直放入阴道并分开，4 级肌力收缩可以对抗阻力将二者挤压在一起
5 级	强有力的收缩	可以对抗强大的阻力使阴道后壁抬高，并使食指和中指挤压在一起

第二节 盆底表面肌电 Glazer 评估

盆底表面肌电 Glazer 评估，是通过软件程序指导，在一定时间内采集分析盆底肌群在进行一系列收缩和放松指令时盆底肌的肌电信号，对整个盆底肌的快肌、慢肌功能进行评估，系统展示了评估肌肉功能的指标，如静息状态基线、肌肉募集速度和去募集速度、收缩波幅、疲劳度和恢复到基线。根据 Glazer 评估，盆底肌要做以下一系列活动：

一、前基线静息评估阶段

60秒前基线静息状态，评估静息状态下盆底肌的张力（图2-1）。

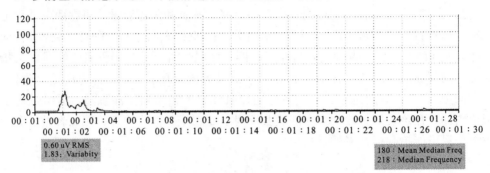

图2-1 Glazer评估前基线静息评估阶段图线

根据安静状态下盆底肌 sEMG 的振幅及其变化情况，进行静息状态的评估。盆底肌平均静息电位正常值为 $2\sim4\mu V$，变异系数（或称变异性，是标准差与均值的比值，反映肌肉运动的稳定性、协调性）<0.2。静息电位值$>4\mu V$，提示盆底肌可能过度活动，常见于过度活动型盆底功能障碍性疾病，如慢性盆腔疼痛、急迫性尿失禁、慢性便秘等。变异系数>0.2，提示盆底肌稳定性差。

二、快肌评估阶段

5次快速收缩，每次收缩前放松10秒，评估快肌肌力（图2-2）。

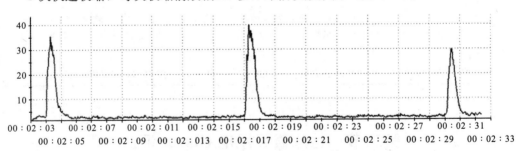

图2-2 Glazer评估快肌评估阶段图线

根据5次快速收缩，检测患者快速收缩时的最大振幅和进行快速收缩的反应速度，对快肌纤维（Ⅱ型肌纤维）的功能状态进行评估。正常收缩时信号的高峰平均值为 $35\sim45\mu V$，快速收缩时间和放松时间均<0.5秒。平均值$<35\mu V$，提示快肌（Ⅱ型肌纤维）收缩能力差，常见于松弛型盆底功能障碍性疾病，如压力性尿失禁、子宫脱垂等，但是过度活动型盆底功能障碍性疾病中也常见平均值$<35\mu V$。过度活动型盆底肌可见放松时间延长。

三、慢肌评估阶段

5 次持续收缩和放松，收缩 10 秒，放松 10 秒，评估慢肌肌力（图 2-3）。

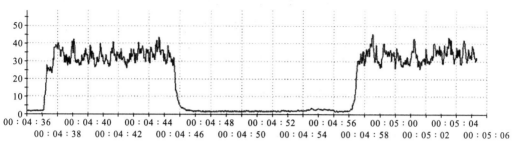

图 2-3 Glazer 评估慢肌评估阶段图线

此阶段主要是评估盆底肌兴奋性或紧张性收缩时肌纤维的功能，帮助确定参与收缩的肌纤维类型、收缩的程度以及兴奋性收缩对静息电位的影响。正常情况下，收缩时信号的高峰平均值为 $30\sim40\mu V$，收缩平台期的肌电变异系数<0.2。平均波幅<$30\mu V$ 时，多为松弛型盆底功能障碍性疾病。

四、慢肌耐力评估阶段

60 秒耐久收缩，评估慢肌耐力（图 2-4）。此阶段评估参与持久性收缩的肌纤维耐力。持久性收缩的幅度正常值为 $25\sim35\mu V$，在整个 60 秒持久性收缩期间信号曲线几乎不下降。平均波幅<$25\mu V$ 时，多为松弛型盆底功能障碍性疾病。

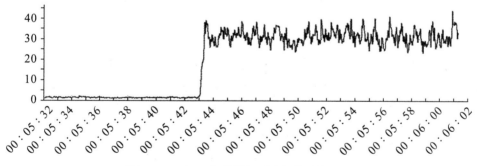

图 2-4 Glazer 评估慢肌耐力评估阶段图线

五、后基线静息评估阶段

60 秒后基线状态，再次评估静息状态下盆底肌功能（图 2-5）。

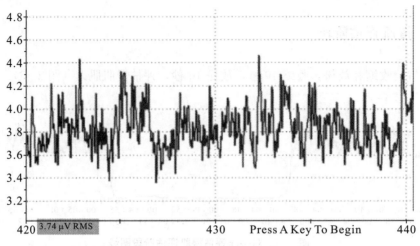

图 2-5　Glazer 评估后基线静息评估阶段图线

此阶段记录和评估患者的盆底肌在一系列活动之后的恢复功能。后基线平均静息电位的正常值为 $2\sim4\mu V$，变异系数 <0.2。超过 $4\mu V$ 提示盆底肌可能过度活动。

Glazer 评估可以辅助诊断或鉴别诊断盆底功能障碍性疾病，有助于了解患者盆底功能的恢复或进展情况，评价治疗效果。

第三节　尿动力学检查

一、储尿与排尿的基本机制

（一）膀胱和尿道的固有特性

尿道的固有特性：由尿道周围及尿道壁内的平滑肌与横纹肌产生的张力压迫构成尿道壁内层的结缔组织和血管组织，迫使这些柔韧的组织形成一个严密的尿道上皮密封垫，以阻止尿液漏出。上述每个因素对于维持控尿功能均具有重要的意义。尿道结缔组织产生的弹性张力与尿道平滑肌产生的压迫力被完全纵向分布于具有括约肌作用的尿道上，横纹肌的作用则更为局部化。在尿道有一个产生最大尿道压迫的区域，该区域有横纹肌、括约肌存在。实验研究表明，平滑肌和横纹肌共同构成这一区域，即远端括约肌机制，这两种肌肉在括约肌机制中各产生约 50% 的张力。在该区域，尿道内的静息压力为 $50\sim100cmH_2O$。由此可见，机体在维持控尿方面具有相当大的余地。具有括约肌作用的尿道由盆底肌、与之相连的韧带和筋膜所支持，临床经验表明，这种支持对于增大远端括约肌机制中的平滑肌与横纹肌的作用是必要的。另外，前部盆底肌收缩可以抬高、延长及压迫尿道，因此被视为第 3 种括约肌因素，在各种加压状态下尤为明显。由膀胱颈部的近端括约肌机制所产生的压力要比远端括约肌机制产生的闭合压低许多。不同的是：远端括约肌机制具有在解剖学上可以得到证实的、能够产生较高压力的括约肌；而膀胱颈的括约肌机制缺乏一个解剖证实的括约肌实体，其功能的发挥依赖于完整而正常的逼尿肌功能。只要逼尿肌不收缩，无论膀胱周围的压力如何增高（如咳嗽、挤压下腹等），膀胱颈将一直保持闭合状态；而当逼尿肌收缩时，膀胱颈才相应开放。

膀胱的特性：凭借膀胱壁组织成分的弹性和黏弹性，膀胱能够容纳不断增加的尿量，而膀胱腔内压却无明显增高。排空的膀胱并非一个空腔消失的球体，而是一个基底部被筋膜与韧带系缚的塌陷的囊。此时膀胱可以充盈少量尿液，使膀胱壁由塌陷状态变得完全伸展，而膀胱壁肌纤维却无任何伸张。一旦膀胱壁开始伸张，其弹性和黏弹性立即开始发挥作用。弹性允许膀胱壁伸张到一定程度而张力无任何增加；黏弹性可使由膀胱壁伸张产生的张力的初始增高在膀胱充盈速度减慢或停止时停止或减弱，这种减弱也可称为压力释放。膀胱壁的弹性使得膀胱腔内压在充盈过程中无论充盈速度如何均保持不变，而黏弹性则在膀胱壁伸张速度超过压力释放速度时允许膀胱腔内压有一定的增高。膀胱的顺应性是非常高的，允许膀胱腔内压有一定增高，在很慢的充盈速度下可以接近无限大，因此膀胱充盈过程中可以得出平坦的压力曲线。膀胱的顺应性可被多种因素改变。在改变膀胱壁的黏弹性（膀胱壁的主要物理特性）、膀胱充盈超过其膨胀极限、膀胱充盈速度超过压力释放速度等情况下，膀胱的顺应性均可发生变化。因此，假设膀胱充盈速度较低，而影响逼尿肌对伸张的应答的神经因素又可被排除，此时影响膀胱顺应性最常见的原因就是膀胱壁组织成分的相对数目改变，比如膀胱壁纤维化或膀胱壁肥厚。研究表明，膀胱低压储尿的过程由 3 个物理因素所决定：膀胱壁的伸展性、黏弹性和弹性。

（二）膀胱、尿道及盆底的神经支配

1. 传出神经支配

膀胱与后尿道自主神经支配的最终共同通路是盆腔神经丛的前部。该神经丛由自主神经两个部分的神经节和神经组成。节前副交感神经起源于骶髓灰质的中间外侧，主要为 S_3 和 S_4，然后作为盆神经（内脏神经）进入盆腔神经丛。这些节前神经可以直接与一根或多根节后神经分支形成突触，也可以先到达膀胱壁内的神经节，在此再与节后神经建立突触。交感神经起源于胸髓灰质的中间外侧，范围在 T_2 到 L_2 之间。这些神经纤维可以在椎旁神经节、肠系膜神经节及盆腔神经节内形成突触，也可以直接在膀胱壁内神经节形成突触。支配下尿路的节后交感神经纤维主要来自起源于肠系膜下神经丛的下腹神经。

过去一般认为支配尿道壁内横纹肌括约肌（外括约肌的大部分）的躯干神经来自阴部神经，但是近来也有研究表明这些神经纤维与盆腔神经伴行，非常类似于迷走神经中的喉返神经纤维。体内神经根电刺激结果表明，这些神经纤维的细胞体位于 $S_2 \sim S_4$ 的前角。这些神经元的特征表明它们不同于典型的运动神经元，并且起源于一个特殊部位——骶髓的 Onuf 核。正如受这些神经元支配的尿道壁内括约肌中的横纹肌细胞不同于典型的横纹肌细胞一样。支配盆底肌的躯干神经由典型的 α 运动神经元组成。那些支配盆底的神经起源于骶髓前根，主要是 S_3 和 S_4，有时为 S_5。盆底肌的会阴侧由阴部神经和会阴神经的分支所支配，其起源于 S_2、S_3 和 S_4。因此，支配围绕于盆腔器官颈部、位于盆底会阴侧的悬挂肌肉的神经纤维在骶髓的发出节段平面要略高于那些支配支持盆腔器官的盆腔侧盆底肌肉群的神经，这种区别在下尿路神经疾病和创伤的诊治中是很有意义的。

2. 神经肌肉接头

膀胱与尿道平滑肌的神经肌肉接头有其独特的结构：自主传出神经末梢在平滑肌肌束内走行并形成许多膨胀体，这种膨胀体被称为曲张体。这些曲张体内有大量包含神经递质的突触囊泡。当神经冲动传达到曲张体时，突触囊泡通过出泡作用释放神经递质。由于神经冲动沿神经末梢传递，因此每个曲张体内突触囊泡的内容物被顺序释放到肌束内，触发平滑肌细胞的除极过程，进而使平滑肌细胞及肌束产生收缩。换言之，这种神经肌肉接头的效应器并非单一的平滑肌细胞，而是与传出神经末梢的曲张体充分接触的平滑肌细胞束。电镜研究结果表明，根据其内容物，自主神经上的突触囊泡主要分为三类：①胆碱能神经具有内含乙酰胆碱的非颗粒型囊泡；②肾上腺素能神经具有内含去甲肾上腺素的小颗粒型囊泡；③第三类囊泡具有较大颗粒，但其内容物尚不能完全确定。

3. 神经递质

传统上，根据神经末梢所释放的神经递质，内脏神经可分为交感神经与副交感神经。胆碱能神经释放乙酰胆碱，并作用于神经节的烟碱样受体及神经肌肉接头的毒蕈碱样受体；肾上腺素能神经释放去甲肾上腺素。目前认为自主神经传递远比上述过程复杂，其具体细节尚不清楚。必须指出的是，某种神经递质或受体的出现，并不意味着其在维持正常下尿路功能中起作用，这种作用应与该神经递质或受体的数量间存在量化关系。

目前已经明确人类膀胱的主要兴奋性神经递质是乙酰胆碱，膀胱受大量胆碱能神经支配。如果在临床及实验条件下阻断胆碱能活性，膀胱的兴奋性将消失。交感神经在人类膀胱上的分布是稀少的，极少证据表明其对逼尿肌收缩性的调节具有明显的作用。膀胱壁内的大多数肾上腺素能神经可能起着血管调节作用。多种动物实验结果表明，完全阻滞胆碱能神经并不能完全去除逼尿肌收缩，这表明在胆碱能类神经递质以外还存在其他的兴奋性神经递质。较多的研究证据表明，ATP 也是一种兴奋性神经递质。ATP 在多种动物实验中表现出肯定的逼尿肌兴奋效应，而且在人类体外逼尿肌肌条的试验中也可观察到 ATP 的兴奋效应，但是这种效应在人体的生理状态下并不十分明显。在那些对 ATP 产生逼尿肌兴奋效应的动物中，可以发现逼尿肌的收缩性表现出地域相关性。在探索其他神经递质的研究中，人们发现还有多种物质（特别是神经肽）表现出膀胱兴奋或抑制效应：P 物质可导致膀胱收缩（虽然其具有感觉神经递质的生理作用），血管活性肽（VP）可使逼尿肌舒张，神经肽 Y（NPY）能使逼尿肌收缩。药理及免疫组化研究表明：上述复合物广泛分布于逼尿肌的平滑肌、背根神经节中的自主神经节以及脊髓内，它们可以在上述部位发挥作用。另外，γ-氨基丁酸（GABA）、某些前列腺素以及脑啡肽或内啡肽具有类似作用。当上述物质与经典的神经递质（如乙酰胆碱）共同释放，并且改变经典神经递质作用的性质或强度的时候，情况就变得复杂化。一氧化氮也被证明在下尿路的生理活动中起着重要的作用，其在生殖生理中的作用已被很好地阐明。一氧化氮是一种短效的松弛药。最近研究表明，它在松弛膀胱颈部平滑肌的过程中起着重要的作用，因此，它在膀胱颈及尿道的开放过程中也可能起着重要的作用。

4. 平滑肌收缩的激活

有两种方式可激活平滑肌收缩：一种方式是电机械耦联，即通过动作电位和细胞膜的除极来触发平滑肌收缩；另一种方式是药物机械耦联，即通过对逼尿肌细胞膜上药物受体的刺激进而激活细胞内机制。两种方式的结果均导致细胞内游离钙离子浓度增高。在电机械耦联中，动作电位使得细胞膜上的钙通道开放，钙离子能够从细胞外流入细胞内；在药物机械耦联中，细胞内机制（第二信使）使得细胞内的储存钙释放为游离钙。目前的研究结果表明，上述两种方式均存在于平滑肌的收缩中，但电机械耦联是最重要的机制，该机制导致肌细胞收缩的钙离子通过电压依赖的膜通道由细胞外流入细胞内。钙离子通过作为收缩蛋白的肌球蛋白的磷酸化发挥作用，在此过程中，钙离子与钙调素和肌球蛋白轻链激酶相结合。这种磷酸化过程使肌球蛋白产生变构现象，通过收缩肌丝上的交联桥使这些肌丝沿着彼此滑动，进而使平滑肌缩短和收缩。

5. 交感神经的作用

膀胱和尿道主要接受胆碱能神经支配。在男性，肾上腺素能神经分布于前列腺前尿道括约肌（内括约肌）区域；在女性，相应区域缺乏肾上腺素能神经分布。这些均说明肾上腺素能神经仅具有生殖方面的功能，可防止逆行射精。解剖学的证据表明，任何神经介导的、对膀胱尿道功能的交感及肾上腺素能方面的影响均是间接产生的。对猫的生理解剖研究表明：在神经节水平，副交感与交感神经系统间有相当多的交互作用。目前认为，在平滑肌细胞水平两个系统的直接竞争（一个产生收缩，另一个产生舒张）可能并不重要。在健康的人体，对副交感神经节内的交感性突触的解剖和生理研究表明，该处的α肾上腺素能活性能够抑制神经节内的神经传递，因此这可能是交感神经系统影响和改变膀胱尿道功能最重要的方式。

6. 传入神经通路

目前，人们对膀胱感觉神经支配的了解要比对传出神经支配的了解少。传入信号可通过膀胱、前列腺、尿道、盆底肌和结缔组织内的机械压力感受器以及痛温觉神经感觉末梢获得，对这类感觉末梢性质的研究与了解还相当少，但已发现并不常见的Pacinian小体。副交感、交感及躯干神经内的传入纤维可以是有髓鞘或无髓鞘的。来自下尿路的感觉信号可能遵循下列强度理论：同根神经纤维在低频冲动发放时传递膨胀感觉，而在高频冲动发放时则传递痛觉。这些感觉纤维上行至胸髓的$T_{10} \sim L_2$神经以及骶髓的$S_2 \sim S_4$神经节段，在那里，一部分纤维与周围节前神经元（传出神经）形成突触，另一部分在脊髓内继续上行。此外，来自其他不同部位（包括其他盆腔器官及会阴皮肤）的感觉神经纤维也汇集于上述脊髓节段，也在那里与节前传出神经元形成突触，或汇入脊髓内的上行通路。虽然传入神经与脊髓两个自主部分的节前神经细胞体均可形成突触，但是人体最重要的神经环路可能必须通过脑桥上部的一个很小的区域，即蓝斑。蓝斑以上的中枢神经系统损伤似乎并不改变排尿期逼尿肌收缩的神经生理特性，虽然可能出现其他一些尿动力学的异常表现。蓝斑以下、骶髓以上的脊髓损伤不仅可以改变逼尿肌的收缩

51

特性，而且还可改变逼尿肌与尿道括约肌之间的功能协调性。因此，支配正常逼尿肌排尿收缩的关键神经环路如下：传入神经上行至脑桥的蓝斑，在该部位形成突触，然后传出神经沿脊髓下行至位于 S_3 神经及 S_4 神经的骶髓灰质中间外侧柱内的副交感神经细胞体，在该部位传出的冲动通过盆神经传达到膀胱。正常情况下，逼尿肌与远端括约肌（外括约肌）间的功能是协调的，但是支配外括约肌的横纹肌部分的传入神经与传出神经之间形成突触的具体部位尚不清楚，很可能位于脑桥蓝斑内部或者周围。这些脊髓内传入及传出神经纤维构成的神经通路可以通过对接受脊髓前侧柱切断术患者的尸解研究得以证实。这些研究结果表明，在人类，多数传入和传出神经纤维均走行于脊髓白质以及穿越脊髓中央管及灰质中间外侧柱的脊髓冠状面内。目前人们对脑干及脊髓内神经通路的神经递质知之甚少，脑干网状结构（包括脑桥蓝斑）可被分为多组神经元，如胆碱能组、多巴胺能组、去甲肾上腺素能组、5-羟色胺能组以及抑制性 GABA 能组。蓝斑是脑内去甲肾上腺素含量最多的神经核。动物实验发现，在蓝斑部位局部使用去甲肾上腺素能神经毒素，可以完全消除膀胱活动。因此，蓝斑很可能通过释放去甲肾上腺素影响骶髓灰质中间外侧柱细胞来发挥作用。目前人们认为，这些去甲肾上腺素作用于位于骶髓中间外侧柱的节前副交感神经纤维上的 α_1 肾上腺素能受体。那些胆碱能受体似乎与膀胱的传入刺激有关，而多巴胺能受体似乎只有在帕金森综合征患者的膀胱功能障碍中才有重要意义。动物实验表明，左旋多巴对膀胱是一种兴奋性递质，其兴奋效应可被 GABA 所抑制。毫无疑问，两者间的确切关系将被进一步阐明，但是这种关系可能远比那种简单的兴奋抑制关系复杂得多。

二、储尿与排尿基本过程的神经生理

（一）排尿感觉

正常情况下，输尿管以大约 1ml/min 的速度，以连续喷射方式充盈膀胱。膀胱在开始时并无任何充盈感觉。随着膀胱充盈的进展，一种在盆腔或会阴部的、很容易被忽略的模糊感觉逐渐加深。随着膀胱继续充盈，这种感觉变得更加明显且不易被忽略，此时排尿可以随即自然开始。这种感觉的传入神经纤维起源于逼尿肌内的牵张感受器，并在盆神经内走行，然后到达脊髓的外侧柱。如果膀胱被进一步充盈，可出现一种下腹部膨胀的感觉。这种感觉的传入通路可能起源于膀胱三角（而非膀胱壁）的牵张感受器，在交感神经内走行，再到达脊髓外侧柱。此时，如果膀胱再被继续充盈，就会出现主观的急迫排尿感。这种感觉的传入神经纤维起源于尿道内或尿道周围的横纹肌，并在阴部神经内走行，然后到达脊髓的背侧柱。由此可见，所有上述感觉均有不同的神经通路，而且所有感觉发生时膀胱腔内压均无明显增高。上述感觉的刺激信号均是膀胱膨胀。虽然膀胱膨胀本身足以成为排尿的传入刺激，但有研究表明，与低幅、自主、节律且频率不断增高的逼尿肌收缩相伴随的膀胱容积增大同样是一个重要的刺激因素。然而，虽然逼尿肌的自主节律性在某些动物体内已是肯定的现象，但是其在健康人体内是否存在尚存在争议。在正常人体，来自膀胱黏膜及黏膜下的触觉、痛觉及温觉感受器的刺激并无很重要的意义。但在细菌性膀胱炎等疾病条件下，来自上述感受器的刺激可以导致功能性膀胱容积缩小等改变。另外，在神经源性疾病中，测试上述感觉可能有一定的价值。

（二）储尿期

对猫的神经生理研究表明，在达到某一特定的频率之前，传入冲动并不能导致节后传出神经元产生活动，在达到该频率后，将会有一个明显的节后传出冲动的发放，并产生一次完全的逼尿肌收缩。因此，除前面讨论的膀胱和尿道的固有或被动特性外，还有一种神经机制使膀胱能够储尿，直至膀胱膨胀到一个能够使传入冲动达到某一特定水平的程度。这两种机制在储尿过程中的作用及其相互关系还不清楚。保持节后副交感神经单元处于静息状态直至传入冲动达到一特定水平的神经机制涉及三个因素。第一，由脊髓灰质中间外侧柱内的抑制性中间神经元所产生的对节前神经元的回返性抑制存在，其在膀胱低容量时激活，而在逼尿肌排尿收缩时被抑制。第二，副交感神经节起着过滤器的作用。当节前神经冲动较弱时，这些冲动就不能被传递。这种过滤效应在排尿期正好相反。第三，还存在一种上面间接提到的对副交感神经节内神经传递的交感抑制作用。在上述三个因素中，第二个因素似乎是最重要的。交感抑制是由多突触的脊髓反射所介导的，反射弧的传入纤维走行于盆神经内，而传出纤维则走行于下腹神经内。这种反射在膀胱充盈期处于活跃状态，在排尿期则可能受到来自脊髓上中枢（脑桥蓝斑）的抑制。交感抑制主要是位于副交感神经节内、由小强荧光（SIF）细胞组成的节前交感神经元产生的。当刺激这些 SIF 细胞时，它们便激活节前副交感神经末梢上的突触前 α 肾上腺素能受体，抑制末梢释放神经递质。在人类，SIF 细胞尚未被证实。通过节后副交感神经细胞体的突触后超极化产生的直接节后交感抑制也是存在的，但其作用并不特别重要。另外，也有其他一些突触后抑制与兴奋机制，导致高度复杂的对副交感活性的神经节调节。

在储尿期，除了上述对膀胱功能产生影响的神经效应外，还有一些对尿道功能产生影响的神经效应。动物实验及人体临床研究表明，在下列情况下，尿道闭合压将增高：膀胱逐渐充盈、体位由卧位变为立位、腹压增高、运动、盆底肌随意收缩等。尿道压的增高是尿道括约肌内平滑肌及骨骼肌共同作用的结果。与膀胱充盈相应的尿道压增高是由传入神经纤维及传出神经纤维在盆神经内的神经反射所致。不同的情况所导致的盆底肌张力的变化是相同的。在不考虑尿道受压时，无意识地产生于姿势改变、咳嗽、喷嚏及运动等的盆底肌活动的增加均可使尿道伸长，进而导致尿道闭合压增高。另外，有研究表明，任何膀胱周围的腹压增加均被完全地传递到尿道近段，引起相同幅度的近段尿道压增高。这一压力传递效应以及上面描述的盆底肌作用共同维持应力状态下的尿道括约肌功能与活性。

（三）排尿期

排尿过程可被简单地描述如下：排尿开始时，膀胱腔内压升高，尿道压同步降低，增高的膀胱压被维持至膀胱排空；随着膀胱被排空，膀胱压降至静息水平，而尿道压也恢复到排尿前的正常水平。准确地说，排尿过程最先发生的是尿道压下降，其发生在膀胱压升高的几秒内，虽然有时尿道压下降与膀胱压升高完全同步进行。当膀胱压升高超过某一水平时，膀胱开放，排尿可以启动。当排尿完成后，远端尿道外括约肌区域的尿道首先闭合，然后这种尿道闭合以逆行方式抵达膀胱颈。

三、尿动力学检查的原理

尿动力学是泌尿外科的分支学科，依检查方法分为上尿路尿动力学及下尿路尿动力学。本章主要探讨下尿路尿动力学的应用。尿动力学检查的主要原理为储尿期测定膀胱尿道的流体静力压，利用动态流体力学的原理测定排尿期膀胱压、尿道内阻力及尿液排出尿道时的流率，结合电生理学方法及传感器技术，检测尿路各部压力、流率及生物电活动。在测量时能重现患者的症状，并与相关的病理生理过程一致，帮助确定潜在的病因。尿动力学检查是直观、量化反映膀胱功能和尿道功能的重要方法。

四、尿动力学检查的方法

患者自由排尿，记录尿流曲线。患者以膀胱截石位坐在检查椅上，尿道和肛门分别置入检查管，以 50ml/min（实际速度依据患者的反应进行适当调节）的速度向膀胱内灌注 0.9％氯化钠注射液。在注入过程中，根据患者感觉，记录患者初始尿意、正常尿意、急迫尿意时的膀胱容量及逼尿肌压，嘱患者做 Valsava 动作和 3 种强度等级的咳嗽，诱导漏尿，记录此时的漏尿点压力。患者感到急迫尿意时停止注入，记录膀胱容量，嘱患者排尿，再次记录尿流曲线。实时观察膀胱压、直肠压、逼尿肌压、肌电图的变化。运用工具软件处理检查结果，做出尿动力学诊断。

五、尿动力学检查的注意事项

下尿路原因引起的排尿及控尿障碍能帮助确定潜在的病因。

泌尿系统感染者应在控制感染后再行检查，近期内接受膀胱镜检查者亦不应行尿动力学检查。多种药物可影响逼尿肌、括约肌的功能，检查前应停用 2~4 天。行尿动力学检查后，应嘱患者多饮水，告知可能出现数天的尿频、尿急、尿痛等尿路刺激症状，甚至可能出现血尿，这些症状都能自行缓解。

六、尿失禁患者尿动力学检查的主要指标

女性尿失禁主要分为急迫性尿失禁（UUI）、压力性尿失禁（SUI）、混合性尿失禁（MUI）和充溢性尿失禁（OUI），临床上通过患者的主诉可初步诊断。但尿失禁的类型、有无合并其他膀胱疾病，需要依靠尿动力学检查进一步明确。尿动力学检查的关键作用即为区分不同类型的尿失禁。

（一）储尿期的尿动力学检查指标

评估储尿期膀胱功能容量、膀胱感觉、顺应性和稳定性以及测定尿道压等，需要以下指标：

(1) 膀胱压（P_{ves}）。

(2) 腹压（P_{abd}）。

(3) 逼尿肌压（$P_{det}=P_{ves}-P_{abd}$）。

(4) 初尿意容量（FD）：膀胱测压灌注过程中，患者初始有憋尿感觉时的膀胱容量。其正常值为 150～250ml。

(5) 正常尿意容量（ND）：在灌注过程中，患者出现正常排尿感觉时的膀胱容量。

(6) 急迫尿意容量（UD）：在灌注过程中，患者有强烈尿感时的膀胱容量。

(7) 膀胱最大容量（MCC）：正常值为 400～600ml。

(8) 膀胱顺应性（ml/cmH₂O）：膀胱压力每增加 1cmH₂O，膀胱增加的容量（ml/cmH₂O）。

(9) 膀胱感觉：在向膀胱灌注 0.9％氯化钠注射液的过程中患者的主观感觉。随着膀胱容量增加，FD、ND、UD 依次出现，最后达到 MCC。根据尿意的出现时间，定义膀胱感觉过敏以及膀胱感觉减退。膀胱感觉过敏即膀胱容量达 150ml 即出现 UD。膀胱感觉减退定义为膀胱容量超过 150ml 仍未出现 FD。

(10) 逼尿肌活动过度（DO）：储尿期间表现出的不能抑制的逼尿肌收缩。

(11) 腹压漏尿点压（ALPP）：患者咳嗽等腹压增加的过程中，出现尿液漏出时的 P_{ves}，其实质是测量造成漏尿的最小 P_{abd}，用于评估压力性尿失禁中尿道括约肌的关闭功能。临床上根据 ALPP 进一步对压力性尿失禁进行分型。

(12) 逼尿肌漏尿点压（DLPP）：膀胱充盈过程中，P_{ves} 随着充盈量增加而增加，超过尿道阻力发生漏尿时的 P_{det}。

(13) 尿道压测定（UPP）：用于评估储尿期尿道控制尿液的能力，常用指标包括膀胱颈压、静态膀胱尿道测压（RUPP）、排尿期尿道测压（MUPP）、最大尿道压（MUP）测得的压力分布的最大值、功能性尿道长度（FPL）压力超过膀胱腔内压的尿道长度。

（二）排尿期的尿动力学检查指标

排尿期的尿动力学检查指标如下。

(1) 压力－流率测定：同步测定排尿期 P_{det} 和尿流率，分析并确定尿道阻力，用于鉴别及明确排尿障碍的原因。

(2) 尿流率：单位时间内经尿道所排的尿液量（ml/s）。①最大尿流率（Q_{max}），降低提示膀胱逼尿肌收缩功能受损或膀胱出口梗阻；②尿流时间（Q_{time}），可以检测到尿流的时间段；③平均尿流率（Q_{ave}）：排尿量除以尿流时间。

尿动力学检查内容见图 2－6。

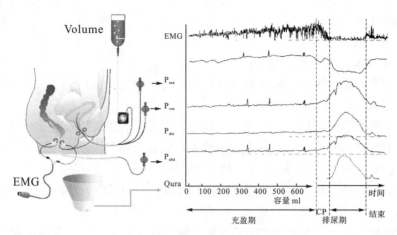

图 2-6　尿动力学检查内容

（三）尿失禁在尿动力学检查中的主要特征

UUI 通常为膀胱肌不自主收缩所致。典型的运动型 UUI 尿动力学主要表现为自发性或诱发性的无抑制逼尿肌收缩、不稳定膀胱、低顺应性膀胱等压力曲线。感觉型 UUI 则表现为膀胱感觉过敏，充盈到一定容量时有强烈的排尿需求，逼尿肌强烈收缩而排尿，UPP 正常。SUI 在尿动力学检查中的主要特征是正常状态下无尿失禁，腹压增加时，膀胱腔内压大于尿道括约肌产生的尿道闭合压力，尿液不受控而流出。在尿动力学检查中，SUI 的特征为：①储尿期膀胱感觉、膀胱顺行性均正常，残余尿为 0ml，无 DO；②UPP 测量中，MUP 和最大尿道闭合压（MUCP）降低，FPL 缩短。SUI 可根据 ALPP 量化分型。ALPP＜60cmH$_2$O 为Ⅲ型，ALPP 60～90cmH$_2$O 为Ⅱ型，90cmH$_2$O＜ALPP＜120cmH$_2$O 为Ⅰ型，若 ALPP 大于 150cmH$_2$O 仍不出现漏尿，则提示尿道关闭功能正常。

MUI 分为三种类型：①以 SUI 为主合并不稳定膀胱，主要特征是 FPL、ALPP 低于正常，肌电图提示 DI，膀胱测压提示膀胱低顺应性。②运动型 UUI 为主的 MUI，主要特征是 FPL、ALPP 正常，肌电图提示 DI，膀胱测压提示膀胱低顺应性。③SUI 合并感觉型 UUI，尿动力学特征为 ALPP 降低，合并膀胱容量减少，膀胱感觉过敏，无 DI。

OUI 是指膀胱内尿液过度充盈，致使膀胱腔内压超过尿道关闭能力而发生的尿失禁。尿动力学检查特征为膀胱感觉减退，FD、MCC、残余尿量、膀胱顺应性均升高，P$_{det}$ 降低，尿线低平，Q$_{time}$ 延长，Q$_{max}$＜12ml/s。

第四节　胃肠动力学检查

胃肠动力障碍性疾病广义上是指所有胃肠动力紊乱引起的以各种消化道症状为临床表现的疾病，而狭义上主要指由胃肠运动节律、频率和腔内压力等改变所致的无明显结构性病因的一类疾病。该类疾病范围广泛，缺乏统一的诊断标准。胃肠动力障碍性疾病与功能性胃肠病密不可分。胃肠动力紊乱是大多数功能性胃肠病发病的主要病理生理机制，故常被统称为功能和胃肠动力障碍性疾病。随着胃肠动力研究方法学的发展，胃肠动力生理和神经病理研究的深入，该类疾病的诊断标准不断更新，逐渐规范且变得更加实用。

一、发病机制

胃肠动力紊乱是胃肠疾病共同的、主要的病理生理机制。早期对该类疾病机制的研究主要集中于对肠壁神经系统和局部调节因子或细胞的研究，如胃肠 Cajal 间质细胞（ICC）、胃肠激素、5-羟色胺（5-HT）、肠壁微血管病变和微循环障碍、代谢紊乱、幽门螺杆菌感染、胃酸分泌异常等。近年来，随着精神心理因素在胃肠动力障碍性疾病发病中的重要性被阐明，中枢神经系统在该病发病机制中的调节作用亦逐渐受到关注。

二、诊断手段

早期的胃肠动力学检查方法包括放射学、核素显像、超声诊断、腔内测压、胃肠电图等。随着技术的进展，又出现了多种操作简便、耐受性更好的检测手段，如高分辨率胃肠动力检测技术（HRM）、24 小时食管 pH 值监测与多导腔内电阻抗技术、氢呼气试验（HBT）、数字化肠鸣音检测、全胃肠道无线动力胶囊检测等。HRM 能在同一时间测定食管到胃内的压力，在胃食管反流病（GERD）、贲门失弛缓、弥漫性食管痉挛等上消化道动力障碍性疾病的诊治方面有着重要的价值。24 小时食管 pH 值监测与多导腔内电阻抗技术是目前国内外一项比较成熟且安全的技术，可动态监测食管内酸碱度的变化、食团运动、反流物的性质、时间与胸骨后疼痛和胃灼热等不适的关系，为GERD 的诊断和疗效评估提供了良好的依据。HBT 在检测胃肠动力异常方面具有经济、无创、操作简便等优势，然而，HBT 在 IBS 中的临床应用经验仍有限，在评估不同亚型 IBS 的胃肠动力异常方面的研究仍为数不多。数字化肠鸣音检测能够实时、准确、量化、客观、连续地监测并记录，同时能够明确判断不同肠鸣音信号与患者胃肠功能状况的关系，但目前尚未在临床上广泛应用。全胃肠道无线动力胶囊检测可定时测量胃肠压力、pH 值和温度变化，可准确地测算胃排空、肠转运时间。但胶囊内镜的运动完全是被动的，当消化道内结构异常或胃肠严重病变时有胶囊滞留的风险，严重者需行外科手术取出，因此胶囊内镜在诊断胃肠动力障碍性疾病上有一定的局限性。近年来出现的食管黏膜阻抗（MI）技术可能成为未来诊断 GERD 的新选择。此外，随着对中枢神经系统在胃肠动力障碍性疾病发病中作用的深入研究，功能磁共振（fMRI）可能成为诊断胃肠动力障碍性疾病的重要手段。

三、常见的疾病类型及诊治

(一) 功能性消化不良

功能性消化不良 (Functional Dyspepsia, FD) 是指一组持续性或反复发作的上腹不适、腹痛、腹胀伴早饱、恶心、食欲下降等消化不良症状,并经生化、内镜和影像学检查排除了器质性疾病的临床症候群。

1. 临床分型

根据临床表现,FD 分为以下三种类型:①动力障碍性消化不良,主要表现为上腹胀、不适、餐后早饱,与进餐密切相关;②溃疡性消化不良,以上腹痛为主要表现,常在空腹时表现显著;③非特异性消化不良,不符合以上两组的特点。

2. 诊断

FD 的诊断需符合以下标准:①持续或间断性消化不良,表现为上腹疼痛或不适;②缺乏可解释症状的器质性疾病证据;③症状和排便无关;④近 1 年内症状至少达 12 周的时间 (不一定连续)。

3. 治疗

FD 通常采取综合治疗,同时重视一般治疗,包括向患者解释病情、调整饮食、去除病因、根据症状选用促动力剂或抑酸剂等,也可通过生物电刺激提高胃肠动力,改善胃肠蠕动。有 Hp 感染者如疗效不佳,可接受抗 Hp 治疗。部分患者需用抗抑郁药物 (如百忧解、赛乐特等) 治疗。

诊治流程:对无报警症状者 (如吞咽困难、呕血、黑便、消瘦、贫血等),特别是年龄小于 40 岁者,可以根据症状与进食的关系,判定是酸相关和 (或) 动力障碍相关性消化不良,予以经验治疗。如治疗 2 周无效,建议进一步检查,包括腹部超声、胃镜等,必要时检查胃排空等,甚至进行心理测试。应注意器质性疾病如溃疡、肿瘤、糖尿病、硬皮病等引起的胃功能失常。诊断后至少随访 1 次,以便了解病程变化及对治疗的反应,确认是否有其他严重疾病。对有报警症状者,必须彻底检查,直至找到病因。

(二) 功能性出口梗阻型便秘

便秘是常见症状,在西方国家发病率为 10%~30%。对主诉便秘的患者,在明确是功能性便秘的前提下,应对其发病机制 (饮食习惯、环境、心理精神因素、应激等) 进行分析,排除这些干扰情况,明确便秘的类型。如果为慢传输型便秘 (STC),便秘的结肠动力障碍机制可能很重要,在治疗上推荐特异性 5-HT4 受体激动剂。而出口梗阻型便秘 (OOC) 强调排便行为的训练,特别是对盆底肌痉挛综合征患者做生物反馈训练,可避免滥用泻剂带来的不良反应。肛管静息压主要是由内括约肌来维持。耻骨直肠肌及外括约肌在静息时呈持续强直性收缩,参与维持肛管静息压。肛管内外括约肌功能障碍可导致功能性出口梗阻型便秘。正常排便时,当粪便进入直肠时便产生便意,肛门内括约肌松弛,对包绕其外的肛门外括约肌形成扩张作用,直肠收缩使直肠腔内压力超过肛管压力，使粪便排出。直肠敏感性降低、直肠肛门反射减弱及直肠动力异常均可引起便秘。OOC 患者肛管超慢波及不规律波增多，自发性松弛减少。超慢波代表内括约肌同步收缩。自发性松弛是在慢波基础上发生的松弛现象，与直肠扩张引起内括约肌的松弛类似。直肠最大耐受量是衡量直肠贮存能力的指标。有研究显示，OOC 患者直肠最低敏感量、排便感知量、直肠最大耐受量均高于正常对照组，提示直肠壁对内容物扩张引起排便反射感知阈值增加是便秘的主要原因之一。肛管直肠反射减弱，排便时肛管括约肌矛盾性收缩，使肛管内压超过直肠内压而引起排便困难是 OOC 的发病基础。正常人在静息状态下，盆底肌处于轻度的张力收缩状态，排便时，盆底肌抑制，耻骨直肠肌松弛，肛直角增大，以利于粪便排出。若排便时盆底肌不松弛甚至反向收缩，就会导致排便困难。上述肛管、直肠排便动力学的改变提示这类患者存在平滑肌、横纹肌、自主神经或体神经功能障碍因素，可能在不同个体中有特异的功能异常特点。

骶神经刺激（SNS）作为治疗便秘的一种新兴手段，在国外已经取得一定临床效果。SNS 通过对骶神经给予短脉冲电刺激，人为激活神经通路，影响骶神经支配的效应器官，如肛门内外括约肌及相关盆底肌群。SNS 最早被用于治疗泌尿功能障碍。2001 年，Ganio 等首次报道 SNS 可改善便秘。有学者认为，SNS 可以诱导全结肠产生顺行压力波，从而加快结肠活动，促进肠内容物排出而治疗功能性便秘。Koch 等的实验证明，SNS 可刺激 Aδ 及 ⅠA 感觉神经纤维，改善直肠的敏感性，从而改善便秘。

第五节　盆底超声成像技术

超声检查是临床常用的医学影像学诊断手段。该检查具有实时、无创、可重复、安全无射线和价格便宜等优点。超声检查在盆底医学影像学诊断中占据重要地位。盆底超声不仅能清晰地显示盆底结构，而且能准确和快捷地评价盆底的结构和功能。

在静息状态、Valsalva 动作和缩肛状态下，运用超声可以观察女性前、中、后盆腔器官，显示盆底结构，并评估不同状态下盆底结构发生的功能变化。随着超声技术的发展，二维、三维超声技术被逐渐应用于盆底超声检查，而且三维容积技术在盆底超声检查中的优势逐渐凸显。盆底三维超声能同时进行矢状面、横断面、冠状面三维成像，清晰地显示盆腔器官。目前，盆底超声检查已被用于女性盆底结构和功能评价，以及盆底功能障碍性疾病的诊断和疗效评价。

一、适应证及禁忌证

（一）适应证

盆底超声的适应证：①压力性尿失禁；②前、中、后盆腔器官脱垂的观察和评估；③盆底修复术前和术后的评估；④产后盆底功能障碍性疾病的早期筛查；⑤盆底康复疗效的评估；⑥肛提肌损伤的评估；⑦肛门括约肌损伤的评估；⑧盆底占位性疾病。

（二）禁忌证

盆底超声检查无明显禁忌证。

二、检查前准备

盆底超声检查包括经腹、经阴道、经会阴和经直肠等多种方式（即检查途径），目前最常用的方式为经阴道和经会阴检查。

探头包括腹部探头（用隔离膜隔离，膜内外均使用耦合剂）、高频探头（用隔离膜隔离，膜内外均使用耦合剂）、腔内探头（用避孕套隔离，套内外可使用耦合剂）、腔内全自动360°探头（用避孕套隔离，套内外可使用耦合剂）。

进行女性盆底超声检查前，应嘱患者排空粪便，并指导患者练习 Valsalva 动作及缩肛运动。依具体情况决定膀胱是否充盈，膀胱充盈程度直接影响膀胱颈动度，对于早期压力性尿失禁患者，适度充盈膀胱有利于疾病的检出。故一般要求适当充盈膀胱，以膀胱残余尿量小于 50ml 为宜。

三、主要观察内容及观察参数

（一）主要观察内容

盆底超声检查主要观察内容如下：前盆腔（尿道、膀胱颈、膀胱）、中盆腔（子宫颈、阴道穹窿）、后盆腔（直肠壶腹部、肛管）、肛提肌群、肛门括约肌群。

（二）观察参数

盆底超声检查通过多项参数对上述观察内容进行评估。

（1）前盆腔的观察参数：膀胱颈－尿道内口漏斗化、膀胱残余尿量、膀胱逼尿肌厚度、膀胱尿道后角（膀胱后壁与近端尿道之间的夹角）、膀胱颈的移动度、尿道倾斜角（上段尿道轴与人体纵轴线所成的夹角，正常在30°以内）、尿道旋转角（静息状态下与Valsalva 动作后尿道倾斜角之差）、膀胱后壁膨出（膀胱后壁的最下缘距耻骨联合下缘的距离）。

（2）中盆腔的观察参数：宫颈或阴道穹隆的移动。

（3）后盆腔的观察参数：肛直肠角、直肠前壁膨出高度。

（4）其他观察参数：

1）肛提肌（含耻骨直肠肌）。

2）肛门括约肌。

3）肛提肌－尿道间隙（Levator－Urethral Gap，LUG），指三维轴平面上尿道中央与肛提肌内侧缘在耻骨支附着点最内侧之间的距离（图 2－7）。当 LUG＞2.5cm 时，提示存在肛提肌损伤。

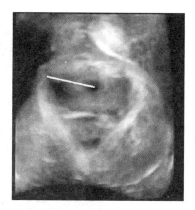

图 2-7　肛提肌-尿道间隙测量

（图中白线即是肛提肌-尿道间隙测量示意线。）

四、检查流程（以经会阴盆底超声为例）

经会阴盆底超声检查流程如下：

静息状态下，患者适度充盈膀胱后取截石位，将探头（腹部探头或腔内探头）外罩探头套或避孕套，轻轻放置在阴唇部位（图 2-8）。显示盆底正中矢状切面：耻骨联合、尿道、膀胱颈、阴道、宫颈、直肠壶腹部、耻骨直肠肌等（图 2-9）。切换到三维/四维成像模式，调整取样框大小，显示最小盆膈裂孔。观察参数包括膀胱容量，逼尿肌厚度，膀胱颈位置，尿道倾斜角，膀胱尿道后角，宫颈或阴道穹窿位置，盆膈裂孔前后径、左右径、面积等（图 2-10、图 2-11）。

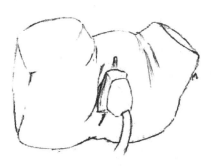

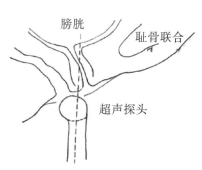

A. 腹部探头　　　　　　　　　B. 腔内探头

图 2-8　盆底超声检查时探头放置于阴唇部位

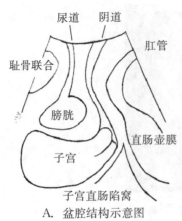

A. 盆腔结构示意图

尿道　阴道　肛管
耻骨联合
膀胱
直肠壶膜
子宫
子宫直肠陷窝

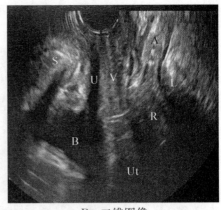

B. 二维图像

图 2-9　盆底正中矢状切面

（S：耻骨联合；U：尿道；B：膀胱；V：阴道；Ut：子宫；A：肛管；R：直肠；L：肛提肌。）

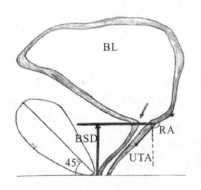

A. 参数测量示意图

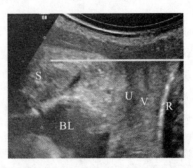

B. 腹部探头下，以经会阴耻骨联合后下缘水平线为参考线，建立坐标系

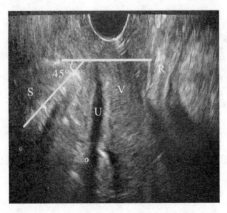

C. 腔内探头下，以耻骨联合中轴线为参考线、以耻骨联合内下缘为参考点做夹角 45°的水平线，建立坐标系

图 2-10　盆底正中矢状切面的参数测量

（BL：膀胱；SD：膀胱颈至耻骨联合下缘的垂直间距；RA：膀胱尿道后角；UTA：尿道倾斜角。）

（S：耻骨联合；U：尿道；BL：膀胱；V：阴道；R：直肠）

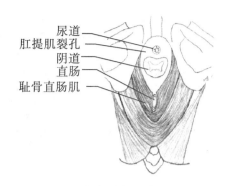

尿道
肛提肌裂孔
阴道
直肠
耻骨直肠肌

A. 解剖结构示意图

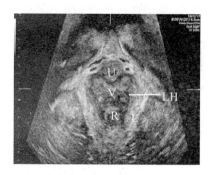

B. 最小盆膈裂孔三维图像单幅

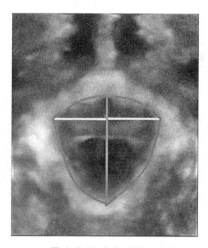

C. 最小盆膈裂孔测量示意图

图 2-11 最小盆膈裂孔

（U：尿道；V：阴道；R：直肠；L：肛提肌；LH：肛提肌裂孔。）

（黄线：盆膈裂孔左右径；红线：盆膈裂孔前后径；蓝线：盆膈裂孔面积。）

嘱患者做屏气用力下推的动作（Valsalva 动作），显示盆底正中或旁正中矢状切面，通过二维超声观察膀胱位置，尿道内口形态，有无漏斗形成，宫颈位置，直肠壶腹部的位置、形态等，并注意鉴别有无膀胱膨出、子宫脱垂、直肠膨出等。切换到三维/四维成像模式，调整取样框大小，显示最小盆膈裂孔。观察参数包括尿道内口、膀胱颈位置、下降程度、尿道旋转角、膀胱尿道后角、宫颈位置、肛直肠角，以及盆膈裂孔前后径、左右径、面积等。

在患者非缩肛及缩肛动作时，横置探头，观察肛门括约肌有无裂伤及裂伤的程度；适度旋转探头可观察耻骨直肠肌；切换到三维/四维成像模式，于盆膈裂孔平面观察肛提肌收缩情况及肛提肌的完整性，也可在断层超声影像（Tomographic Ultrasound Imaging，TUI）模式下观察肛提肌连续性。观察参数包括肛提肌收缩情况及肛提肌的完整性（图 2-12）、肛门括约肌（图 2-13）、耻骨直肠肌、肛提肌-尿道间隙（图 2-14）。

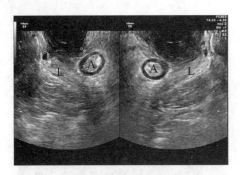 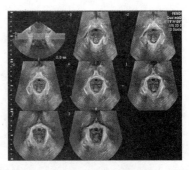

A. 肛提肌二维图像 　　　　　　B. TUI模式下的肛提肌

图 2-12　肛提肌

（A：肛管；L：肛提肌。）

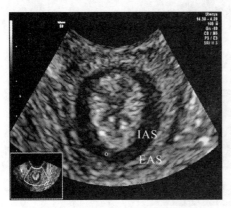 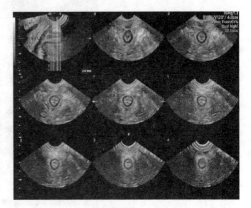

A. 肛门括约肌二维图像 　　　　B. TUI模式下的肛门括约肌

图 2-13　肛门括约肌

（IAS：肛门内括约肌；EAS：肛门外括约肌。）

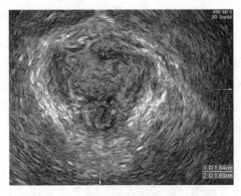

图 2-14　肛提肌-尿道间隙测量图

盆底超声检查流程见图 2-15（四川大学华西第二医院超声科提供）。

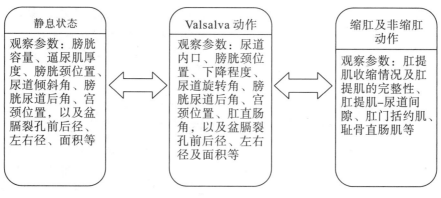

图 2-15　盆底超声检查流程

三种检查状态（静息状态、Valsalva 动作、缩肛及非缩肛动作）的检查次序可调整，但观察参数要完整。

五、常见盆底功能障碍性疾病的超声评估

（一）压力性尿失禁的超声评估

盆底超声虽然不能直接诊断压力性尿失禁，但是 Valsalva 动作时膀胱颈明显下移、膀胱尿道后角增大、尿道内口呈漏斗样改变均与压力性尿失禁相关（图 2-16）。

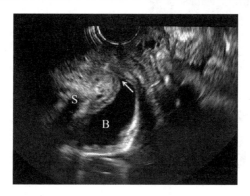

图 2-16　压力性尿失禁的超声图像

（S：耻骨联合；B：膀胱；箭头示膀胱颈-尿道内口漏斗化。）

（二）盆腔器官脱垂的超声评估

盆腔器官脱垂的超声表现为 Valsalva 动作时膀胱颈明显下移，膀胱后壁膨出，膀胱后角可不完整，宫颈活动度增大，阴道气体线消失，严重者膀胱壁或宫颈甚至脱出阴道外（图 2-17）。

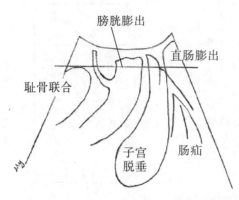

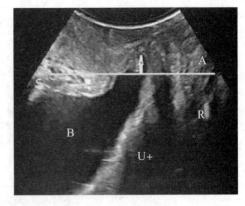

| A. 盆腔结构示意图 | B. 二维图像 |

图2-17　盆腔器官脱垂的图像

（S：耻骨联合；B：膀胱；Ut：子宫；A：肛管；R：直肠；箭头示膀胱膨出。）

（三）直肠膨出的超声评估

在阴道后壁膨出中，以直肠阴道隔损伤所致的真性直肠膨出最常见，其与排便障碍（便秘）有关。超声诊断直肠膨出的标准是在最大 Valsalva 动作时直肠壶腹向前下突入阴道，形成深度≥1cm 的疝囊（图2-18）。

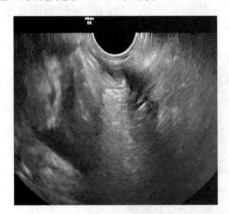

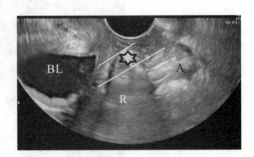

| A. 二维图像 | B. 直肠膨出的测量示意图 |

图2-18　直肠膨出的超声图像

（BL：膀胱；A：肛管；R：直肠；两条水平线之间的标星竖线示直肠膨出高度。）

（四）肠疝的超声评估

肠疝即是腹腔内容物（多为肠管）下降至直肠阴道间隙，临床较少见。极少数情况下，肠疝为肠管经膀胱子宫间隙突入阴道。超声表现是 Valsalva 动作时，在二维超声盆底正中矢状切面，可动态观察到高回声肠管经直肠阴道隔或经膀胱子宫间隙向下运动突入阴道内（图2-19）。

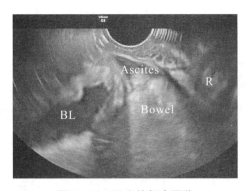

图 2-19 肠疝的超声图像

（BL：膀胱；Bowel：肠管；Ascites：腹水；R：直肠。）

（五）肛提肌损伤的超声评估

肛提肌损伤的超声表现：在二维及 TUI 模式下可见肛提肌与盆壁附着点处回声连续性部分或全部中断，该处回声减低或回声杂乱；三维图像中盆膈裂孔形态不对称，损伤侧肛提肌变薄、中断或走行异常，尿道或阴道移位等，同时多伴盆膈裂孔扩张，严重者盆膈裂孔呈气球样扩张（图 2-20）。TUI 模式下的超声诊断标准：中间 3 个或 3 个以上连续层面均存在肛提肌回声连续性中断伴弱回声带嵌入才能诊断为肛提肌完全损伤，少于 3 个连续层面或间断层面的肛提肌回声中断则提示肛提肌部分损伤，最小盆膈裂孔平面之下的两个层面肛提肌回声中断可能存在假阳性。

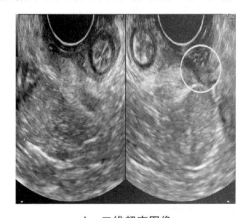 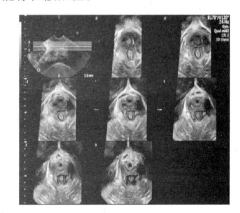

A. 二维超声图像   B. TUI 模式下的超声图像

图 2-20 肛提肌损伤的超声图像

（圆圈标出部分为肛提肌损伤部位。）

最大 Valsalva 动作后的盆膈裂孔面积可提示肛提肌的损伤程度。盆膈裂孔面积越大，患者临床症状越明显，提示肛提肌损伤程度越严重。

盆膈裂孔面积 $<25.0cm^2$ 为正常表现，$25.0\sim29.9cm^2$ 为轻度扩张，$30.0\sim34.9cm^2$ 为中度扩张，$35.0\sim39.9cm^2$ 为重度扩张，$>40.0cm^2$ 为严重的气球样扩张。

（六）肛门括约肌损伤的超声评估

产伤或其他原因导致肛门括约肌损伤时，超声表现为肛门括约肌回声连续性中断，常致肛门括约肌及肠管黏膜形态不规则（图 2-21）。肛门括约肌损伤常用钟表法定位，以角度测量损伤范围。

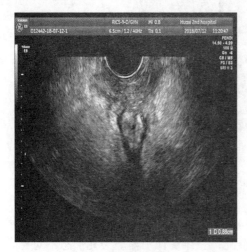 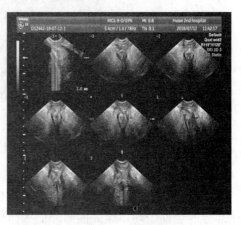

A. 二维超声图像　　　　　　　　　B. TUI 模式下的超声图像

图 2-21　肛门括约肌损伤的超声图像

（七）其他盆底病变的超声评估

盆底超声还可以用于检查其他盆底结构异常，如阴道肿物、阴道异物、尿道肿物、尿道异常、直肠肿物等（图 2-22 至图 2-26）。

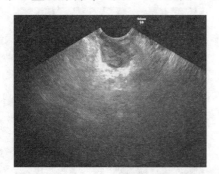 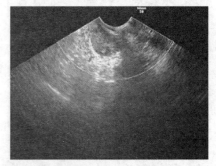

图 2-22　阴道平滑肌瘤

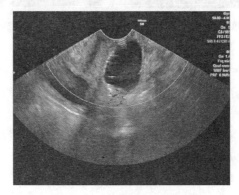

图 2-23　阴道壁良性囊肿

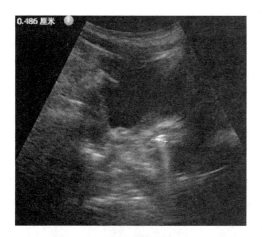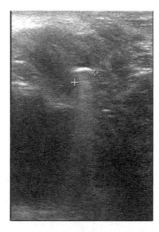

A. 经腹超声图像　　　　　　　B. 经会阴超声图像

图 2-24　阴道异物

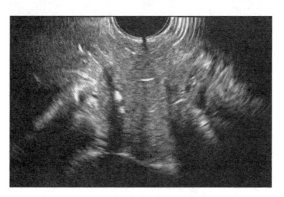

图 2-25　尿道钙化灶

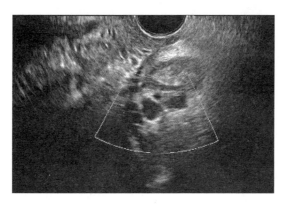

图 2-26　直肠壁囊肿

六、病例图解及报告模板

根据超声检查规范及临床盆底专业的需求，四川大学华西第二医院制订了盆底超声报告模板。以下为正常盆底超声报告以及常见盆底功能障碍性疾病的超声病例图解和相应的超声报告。

对于盆腔器官膨出或脱垂程度的分级目前意见尚不统一。四川大学华西第二医院的标准为：膀胱颈位于耻骨联合下缘参考线至参考线上方 1cm 为轻度，膀胱颈位于耻骨联合下缘参考线至其下方 2cm 内为中度，膀胱颈超过耻骨联合下缘参考线下方 2cm 为重度。宫颈下缘距阴道口 3cm 内为子宫脱垂。

（一）正常盆底

【病例 1】女，30 岁，临床诊断：产后复查。超声图解及图文报告如下（图 2-27）。

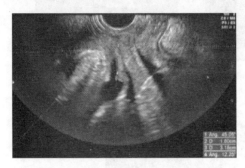

A. 盆底正中矢状切面二维图像

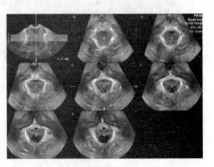

B. TUI 模式下盆底超声图像

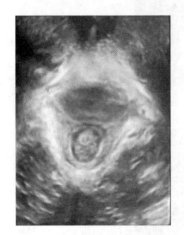

C. 三维图像

超声描述：

静息状态：

尿道内口关闭，膀胱容量 3ml（<50ml）；膀胱逼尿肌厚度 0.25cm（<0.5cm）；膀胱颈位于耻骨联合下缘参考线上方 2.5cm，膀胱后角约 180°；宫颈位于耻骨联合下缘参考线上方 2.0cm。

Valsalva 动作：

尿道内口关闭，尿道旋转角约 12.2°；膀胱颈位于耻骨联合下缘参考线上方 1.8cm，膀胱后角完整；宫颈位于耻骨联合下缘参考线上方 3.2cm；未见直肠膨出征象。

经会阴三维超声：

肛提肌走行正常，未见肛提肌断裂征象，肛提肌间隙基本对称，静息状态时肛提肌裂孔面积 10.9cm²，最大 Valsalva 动作时肛提肌裂孔面积 12.7cm²。肛门内、外括约肌连续。

超声诊断：

盆底未见明显异常。

图 2-27 病例 1 超声图像及超声报告

（二）膀胱尿道膨出伴尿道漏斗形成

【病例 2】女，34 岁，临床诊断：膀胱尿道膨出伴尿道漏斗形成。超声图解及图文报告如下（图 2-28）。

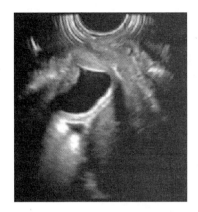

A. 盆底正中矢状切面二维图像

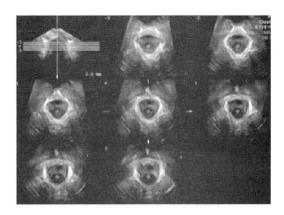

B. TUI 模式下盆底超声图像

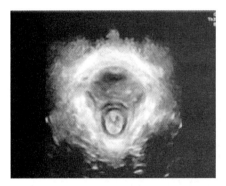

C. 三维图像

超声描述:

静息状态:

尿道内口关闭,膀胱容量 5ml（＜50ml）；膀胱逼尿肌厚度 0.21cm（＜0.5cm）；膀胱颈位于耻骨联合下缘参考线上方 2.2cm,膀胱后角约 180°；宫颈位于耻骨联合下缘参考线上方 1.9cm。

Valsalva 动作:

尿道内口呈"V"形,尿道旋转角约 64°；膀胱颈位于耻骨联合下缘参考线下方 0.4cm；宫颈位于耻骨联合下缘参考线下方 0.5cm；直肠膨出 0.8cm。

经会阴三维超声:

肛提肌走行正常,未见肛提肌断裂征象,肛提肌间隙基本对称,静息状态时肛提肌裂孔面积 9.1cm²,最大 Valsalva 动作时肛提肌裂孔面积 18.7cm²。肛门内、外括约肌连续。

超声诊断:

膀胱尿道膨出（中度）伴尿道漏斗形成；子宫脱垂（中度）。

图 2—28 病例 2 超声图像及超声报告

（三）肛提肌损伤

【病例 3】女,74 岁,临床诊断:肛提肌损伤。超声图解及图文报告如下（图 2—29）。

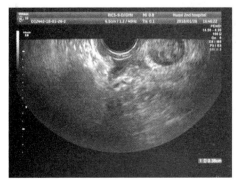

A. 盆底旁矢状切面二维图像

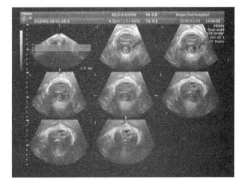

B. TUI 模式下盆底超声图像

超声描述：

静息状态

尿道内口关闭，膀胱容量 21.8ml（<50ml）；膀胱逼尿肌厚度 0.2cm（<0.5cm）；膀胱颈位于耻骨联合下缘参考线下 1.9cm，膀胱壁最低点位于耻骨联合下缘参考线下 6.3cm 处；膀胱后角约 102°；宫颈位于耻骨联合下缘参考线下 4.7cm。

Valsalva 动作配合差。

经会阴三维超声：

肛提肌走行正常，左侧肛提肌与耻骨支附着处下份查见宽约 0.3cm 弱回声带嵌入。静息状态时肛提肌裂孔面积 35.4cm²。肛门内、外括约肌连续。

超声诊断：

膀胱尿道膨出（重度）；

子宫脱垂（重度）；

左侧肛提肌部分损伤待排。

图 2-29　病例 3 超声图像及超声报告

（四）肛门括约肌损伤

【病例 4】女，70 岁，临床诊断：肛门括约肌损伤。超声图解及图文报告如下（图 2-30）。

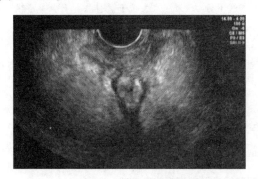

A. 肛门括约肌二维图像

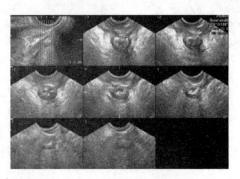

B. TUI 模式下盆底超声图像

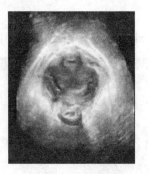

C. 三维图像

超声描述：

静息状态：

尿道内口关闭，膀胱容量 10ml（＜50ml）；膀胱逼尿肌厚度 0.22cm（＜0.5cm）；膀胱颈位于耻骨联合下缘参考线上方 1.3cm，膀胱后角约 180°；宫颈位于耻骨联合下缘参考线水平。

Valsalva 动作：

尿道内口关闭，尿道旋转角约 55°；膀胱颈位于耻骨联合下缘参考线下方 0.9cm，膀胱壁最低点位于耻骨联合下缘参考线下 4.7cm 处，膀胱后角完整；宫颈位于耻骨联合下缘参考线下方 4.4cm；未见直肠膨出征象。

经会阴三维超声：

肛提肌走行正常，未见明显肛提肌断裂征象，肛提肌间隙基本对称，静息状态时肛提肌裂孔面积 17.3cm²，最大 Valsalva 动作时肛提肌裂孔面积 25.9cm²。肛门内、外括约肌于 11 点至 1 点回声杂乱，欠连续。

超声诊断：

膀胱尿道膨出（重度）；

子宫脱垂（重度）；

疑肛门内、外括约肌部分损伤。

图 2－30　病例 4 超声图像及超声报告

（五）肠疝

【病例 5】女，81 岁，临床诊断：肠疝。超声图解及图文报告如下（图 2－31）

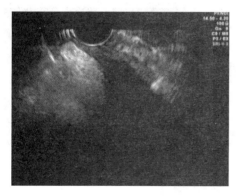
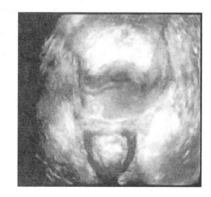

A. 盆底正中矢状切面二维图像　　　　　　　　B. 三维图像

超声描述：

静息状态：

　　尿道内口关闭，膀胱容量 5ml（<50ml）；膀胱逼尿肌厚度 0.23cm（<0.5cm）；膀胱颈位于耻骨联合下缘参考线上方 0.98cm，膀胱后角约 135°；宫颈位于耻骨联合下缘参考线下方 1.58cm。

Valsalva 动作：

　　尿道内口关闭，尿道旋转角约 33°；膀胱颈位于耻骨联合下缘参考线下方 0.56cm，膀胱后角完整；宫颈位于耻骨联合下缘参考线下方 2.69cm；未见直肠膨出征象。

　　膀胱与宫颈间可见肠管及网膜样回声突入其中，范围 3.0×1.8cm。

经会阴三维超声：

　　肛提肌走行正常，未见肛提肌断裂征象，肛提肌间隙基本对称，静息状态时肛提肌裂孔面积 26.79cm²，最大 Valsalva 动作时肛提肌裂孔面积 30.78cm²。肛门内、外括约肌连续。

超声诊断：

膀胱尿道膨出（中度）；

子宫脱垂（重度）；

膀胱与宫颈间异常回声（肠疝？）。

图 2-31　病例 5 超声图像及超声报告

（六）直肠膨出

【病例 6】女，58 岁，临床诊断：直肠膨出。超声图解及图文报告如下（图 2-32）。

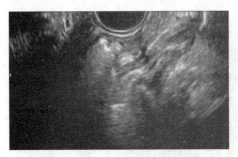

A. 盆底正中矢状切面二维图像

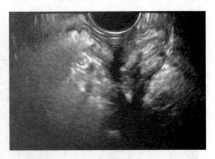

B. 三维图像

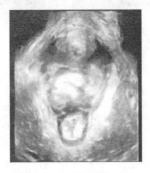

C. 三维图像

超声描述：

静息状态：

尿道内口关闭，膀胱容量 28.3ml（<50ml）；膀胱逼尿肌厚度 0.29cm（<0.5cm）；膀胱颈位于耻骨联合下缘参考线上方 0.62cm，膀胱后角约 145°；宫颈位于耻骨联合下缘参考线下方 1.76cm。

Valsalva 动作：

尿道内口关闭，尿道旋转角约 22°；膀胱颈位于耻骨联合下缘参考线下方 0.43cm，膀胱后角完整；宫颈位于耻骨联合下缘参考线下方 0.53cm；直肠膨出，高度 1.61cm。膀胱壁最低点位于参考线下 1.24cm 处。

经会阴三维超声：

肛提肌走行正常，未见肛提肌断裂征象，肛提肌间隙基本对称，静息状态时肛提肌裂孔面积 15.54cm²，最大 Valsalva 动作时肛提肌裂孔面积 18.23cm²。肛门内、外括约肌连续。

超声诊断：

膀胱尿道膨出（中度）；

子宫脱垂（中度）；

直肠膨出。

图 2－32　病例 6 超声图像及超声报告

（七）注意事项

（1）盆底超声检查对探头的选择依患者具体情况而定。腹部探头大、扫查角度小，但频率低、穿透性好，适用于中、重度脱垂的老年妇女，主要用于前、中盆腔的观察；而腔内探头小、扫查角度大、频率高、分辨率好，适用于年轻女性的轻、中度脱垂的观察，主要用于前、后盆腔的观察和肛提肌、肛门括约肌的观察。

（2）对肛门括约肌的观察，经腔内超声检查更有优势，因其具有更好的分辨率，图像更为清晰。其中，经直肠超声检查可以避免阴道气体干扰，是评估肛门括约肌完整性的金标准。

（3）评估盆底形态和功能主要观察三腔室和两组肌群。

（4）行盆底超声检查前要详细询问病史，结合患者临床症状做到有的放矢。

（5）最大 Valsalva 动作后的盆膈裂孔面积可以提示肛提肌损伤程度，但关于轻、中、重度分级临界点值目前尚有分歧。

（6）对于盆腔器官膨出或脱垂程度的分级目前意见尚不统一。

第六节　盆底磁共振成像

目前常用于评估盆底功能障碍性疾病的影像学检查包括超声、排粪造影、磁共振成像（MRI）等。MRI 具有无创、无辐射、软组织分辨率高、多平面多参数成像、无骨伪影、可直观精细显示盆腔器官及其支持结构等优点，可准确评估盆腔器官脱垂的范围及严重程度，是诊断盆底功能障碍性疾病的重要方法。

一、适应证及禁忌证

根据欧洲泌尿生殖放射学会（European Society of Urogenital Radiology，ESUR）及欧洲胃肠道和腹部放射学会（European Society of Gastrointestinal and Abdominal Radiology，ESGAR）盆底工作组 2016 年关于盆底功能障碍性疾病的联合建议，MRI 的禁忌证包括：①体内具有金属植入物，如心脏起搏器、人工金属瓣膜等；②幽闭恐惧症；③危急重症需要生命支持者；④孕早期患者。盆底功能障碍性疾病 MRI 适应证见表 2-2。

表 2-2　盆底功能障碍性疾病 MRI 适应证

前盆腔功能障碍	中盆腔功能障碍	后盆腔功能障碍	不局限于任一盆腔
• 压力性尿失禁 • 盆腔器官脱垂术后复发	• 盆腔器官脱垂术后复发 • 小肠疝或腹膜疝 • 盆腔器官脱垂	• 出口梗阻 • 直肠膨出 • 肛门括约肌失弛缓症 • 粪失禁 • 盆腔器官脱垂术后复发 • 直肠套叠	• 盆腔疼痛 • 会阴疼痛 • 盆底结构松弛

二、检查前准备

检查前需要采集患者盆底功能障碍性疾病的相关病史。另外，检查前应指导患者进行 Valsalva 动作（深吸气后紧闭声门再做用力呼气动作，使胸腔、腹腔内压升高）、Kegel 动作（缩紧肛门的动作）和（或）排粪动作（反复持续排粪，直至直肠排空）。

为了更清晰准确地显示直肠形态、肛门直肠连接（Anorectal Junction，ARJ）及直肠膨出等，需要在直肠内灌入对比剂，通常选择超声耦合剂。根据检查的需要，也可在阴道内灌入对比剂，以更好地显示阴道形态及脱垂。为了更好地评估前、中盆腔功能障碍，膀胱需保持适度充盈状态，可建议患者在检查前两小时内不排空膀胱。盆底 MRI 通常无须口服或静脉注射造影剂，也不需要肠道准备。

三、检查体位

根据采用的 MRI 设备，患者检查有两种体位。在封闭式 MRI 中，患者采用仰卧位，双膝稍抬高以便于用力及排便，这是目前广泛采用的检查方式。若采用开放式 MRI，患者采用坐位，其优点是坐位时的重力作用更可能暴露盆腔器官脱垂，而且坐位是更符合生理性排便的体位，能够准确诊断盆底功能障碍性疾病及盆腔器官下降的程度。但有研究发现，两种体位的检查结果差异并无临床意义。有学者认为，患者体位并不那么重要，静息、屏气用力及排粪的动态检查方式更为重要。此外，开放式 MRI 通常为中低场强，其软组织分辨率较差，图像信噪比较低，目前使用少。

四、检查方法

盆底 MRI 主要包括静态 MRI 及动态 MRI。静态 MRI 主要是对盆底支持结构及相关器官的解剖形态进行评估，判断有无形态、信号及位置异常，有无占位病变，并进行盆底各径线的测量。动态 MRI 又称实时成像磁共振，是在患者做 Valsalva 动作、Kegel 动作及排粪动作时对盆底进行扫描，能够直观地反映在不同腹压下盆底各器官及肌肉的移位情况，评估盆底结构的薄弱、缺陷，盆腔器官活动度及盆腔器官脱垂的程度。研究发现，与 Valsalva 动作相比，排粪动作能够显著增加盆腔器官脱垂的检出率。动态 MRI 最早用于评估盆底功能障碍性疾病是在 1991 年，最初主要用于评估后盆腔功能障碍，如直肠膨出、直肠嵌顿等。但越来越多的研究发现，动态 MRI 不仅能够诊断后盆腔功能障碍，也能有效评估前、中、后盆腔器官脱垂。

此外，功能性 MRI 也开始逐渐应用于盆底功能障碍性疾病的评估中。如弥散张量成像（Diffusion Tensor Imaging，DTI）能定量测量盆底肌肉组织各向异性及表观弥散分数差异；后处理纤维示踪技术可以实现肌纤维束走行的三维显示，并能直观显示肌纤维的走行方向、完整或缺损情况等；T2 mapping 可以反映盆底肌有无水肿、撕裂及断裂，并直观反映肌肉损伤的程度及范围。

五、扫描方案

盆底扫描通常采用 1.5T 及以上 MRI，并采用体表线圈。线圈位置在盆腔下方，以保证覆盖所有的盆底结构及可能的器官脱垂。静态 MRI 主要采用快速采集序列获得轴位、冠状位及矢状位的 T2WI 图像，获得盆底各器官、肌肉、筋膜、韧带等解剖结构的相关信息。动态 MRI 主要是在正中矢状位上记录前、中、后盆腔器官在不同腹压下的运动并评价其功能状态及脱垂程度。这些动态扫描序列可以在不同状态时进行多层或单层采集，并以电影模式保存。常用序列为梯度回波序列及快速自旋回波序列，如稳态自由进动序列及单次激发快速自旋回波序列等。检查通常持续 10～15 分钟。

六、MRI 图像分析

（一）盆底结构 MRI 解剖

盆底通常分为三个腔室：①前盆腔，包括膀胱和尿道；②中盆腔，包括子宫和阴道；③后盆腔，包括直肠。盆底的支持结构主要由位于盆骨的肌肉和筋膜组成。盆底结构从上至下主要分为三层：

（1）盆腔内筋膜是指覆盖盆腔器官并连接盆壁的筋膜及韧带。盆腔内筋膜在前盆腔主要指尿道韧带，在中盆腔为支持阴道、宫颈及宫体的筋膜及韧带，在后盆腔主要指会阴体（会阴中心腱），生殖道两侧的支持韧带较厚。在 MRI 上盆腔内筋膜通常不能完全显示，但可以通过间接征象，如阴道形态的改变及盆腔器官的脱垂，推断盆腔内筋膜的损伤。

（2）盆膈在盆腔内筋膜的深面，主要由坐骨尾骨肌和肛提肌构成。肛提肌包括髂尾肌、耻骨直肠肌及耻尾肌。其中髂尾肌的后部致密，在正中形成提肛板。盆腔器官脱垂患者双侧肛提肌的厚度通常低于正常人群，还会伴发不同程度的萎缩及损伤。T2WI 可以直观反映肛提肌的形态及信号，动态 MRI 可以反映其位置的改变及功能异常。

（3）泌尿生殖膈位于直肠前部，其内有尿道及阴道穿过。

（二）相关径线角度及其意义

目前 MRI 对盆腔器官的脱垂程度尚无统一的诊断标准，通常采用正中矢状位上的骨性标志线来衡量盆腔器官脱垂的程度。最常用的径线为耻尾线（Pubococcygeal Line，PCL），即耻骨联合下缘至最后一节尾骨关节的连线，最早由 Yang 等提出，代表盆底水平。通过盆腔相关器官参考点在静息状态及用力状态时至 PCL 的垂直距离反映该器官有无脱垂及脱垂的程度。在前盆腔，参考点为膀胱底的最下缘；在中盆腔，参考点为宫颈前下缘，子宫切除术后参考点为阴道前后穹窿；在后盆腔，参考点为 ARJ。各盆腔相关参考点及其与 PCL 的关系见图 2-33。动态 MRI 示静息状态（a）及 Valsalva 动作（b）时盆腔各器官脱垂的程度明显加重，见图 2-34。正常人在排便时会有盆腔器官的轻微下降，不能诊断为脱垂。采用 PCL 为标准评估器官脱垂要遵循"3cm 原则"。膀胱脱垂及子宫脱垂的 PCL 分度见表 2-3。

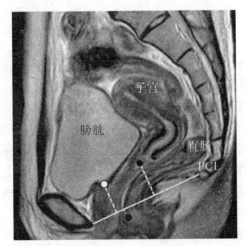

图 2-33 各盆腔相关参考点及其与 PCL 的关系

（○为前盆腔参考点，即膀胱底的最下缘；●为中盆腔参考点，即宫颈前下缘；◉为后盆腔参考点，即 ARJ。）

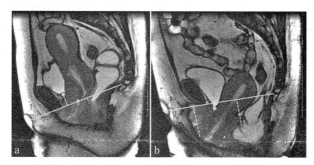

图 2-34　动态 MRI 示静息状态（a）及 Valsalva 动作（b）时盆腔各器官脱垂的程度明显加重

表 2-3　膀胱脱垂及子宫脱垂的 PCL 分度（3cm 原则）

分度	参考点到 PCL 的距离
轻度	PCL 以下 1~3cm
中度	PCL 以下 3~6cm
重度	PCL 以下 >6cm

Singh 等人提出了中耻骨线（Midpubic Line，MPL），为正中矢状位上耻骨的长轴线，代表处女膜的水平。各器官的参考点至 MPL 的垂直距离也能反映器官的脱垂程度，但各研究没有统一的标准。

进一步的分析还需要测量 H 线及 M 线。H 线是耻骨联合下缘到 ARJ 水平直肠后壁的连线，代表肛提肌裂孔的前后宽度；M 线是 H 线后缘向 PCL 做的垂线，代表肛提肌下降的距离及程度。MRL、H 线及 M 线示意图见图 2-35。通常情况下，H 线不超过 6cm，M 线不超过 2cm，H 线及 M 线主要用于对盆底结构松弛的评估（表 2-4）。

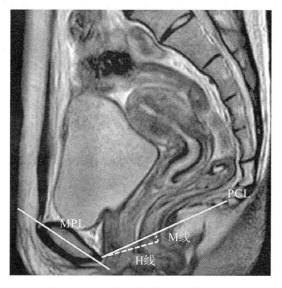

图 2-35　MRL、H 线及 M 线示意图

表 2-4　盆底结构松弛的 H 线、M 线分度

分度	H 线	M 线
正常	<6cm	<2cm
轻度	6～8cm	2～4cm
中度	8～10cm	4～6cm
重度	>10cm	>6cm

在正中矢状位上，正常女性的提肛板与 PCL 平行，当提肛板与 PCL 交角变大时，提示盆底结构松弛。肛门直肠角是指直肠远端后壁与肛管中心径线的夹角，正常静息状态时为 180°～127°，Kegel 运动时该角度减少 15°～20°，用力或排便时增加 15°～20°。

七、盆底功能障碍性疾病的 MRI 表现

(一) 前盆腔功能障碍性疾病的 MRI 表现

前盆腔功能障碍性疾病主要包括尿失禁及膀胱脱垂。尿失禁是储尿功能障碍，由于尿道控尿机制异常，腹压增加时膀胱腔内压大于尿道内压而使尿液不自主流出。压力性尿失禁是最常见的尿失禁亚型，80%～90% 的压力性尿失禁是由盆底肌松弛所致的尿道高活动性尿失禁，10%～20% 为尿道内括约肌障碍所致。在 MRI 图像上，正常尿道轴线为垂直方向，尿道高活动性患者尿道轴线变成水平状，用力时尿道轴线与静息状态轴线成角大于 30°。在 MRI 上若尿道呈现漏斗状（近端尿道扩张，尿道变短），则可能提示尿道内括约肌障碍，但并不是特异性征象。

在 MRI 上，当膀胱参考点低于 PCL 超过 1cm 时，即可诊断膀胱脱垂。脱垂的膀胱会占据肛提肌裂孔，将子宫及 ARJ 向后下方推挤，导致 H 线及 M 线延长。另外，脱垂的膀胱可能凸向阴道前壁，表现为阴道前壁脱垂。

(二) 中盆腔功能障碍性疾病的 MRI 表现

中盆腔功能障碍性疾病主要包括子宫及阴道穹窿脱垂。盆腔中部器官脱垂时，宫颈及阴道参考点下降至 PCL 以下，导致阴道变短，H 线及 M 线会变长。在轴位图像上，肛提肌裂孔的横径增大，肛提肌正常形态消失，阴道的正常 H 形结构消失。此外，盆腔中部器官脱垂患者还伴有泌尿生殖裂孔的增大。重度子宫脱垂时，MRI 可见阴道内翻，子宫下降至阴道口外（图 2-36）。

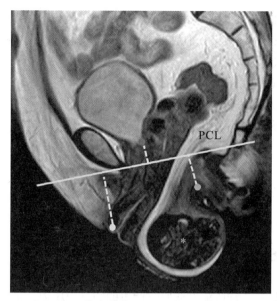

图 2-36 静息状态 MRI 正中矢状位 T2WI

[子宫重度脱垂，宫颈位于阴道口之外，直肠膨出，并伴乙状结肠及直肠疝（*）。]

（三）后盆腔功能障碍性疾病的 MRI 表现

后盆腔功能障碍性疾病包括直肠膨出、直肠脱垂、直肠套叠及小肠疝等。直肠膨出通常是指直肠前壁向阴道后壁凸出，多为直肠阴道隔薄弱所致，直肠后壁膨出少见。在MRI 图像上，直肠膨出的分度主要依据直肠前壁或后壁超过肛管轴线的距离，膨出＜2cm 为轻度，2~4cm 为中度，＞4cm 为重度。动态 MRI 可能提示排粪障碍、对比剂残留等。

MRI 能显示并鉴别不同类型的直肠脱垂，包括单纯直肠黏膜脱垂、直肠壁全层脱垂（直肠套叠）等。此外，有研究发现，30％的直肠套叠合并前、中盆腔器官脱垂，而MRI 能提供全盆腔的评估，指导治疗。

肠疝是指盆腔腹膜囊通过子宫直肠陷凹疝入直肠阴道间隙。子宫切除术后患者由于中盆腔支持结构缺失或薄弱更容易发生肠疝。MRI 上表现为直肠阴道间隙增宽及腹膜囊疝入。MRI 能清晰地显示疝囊内容物，从而准确鉴别腹膜疝、小肠疝及乙状结肠疝。根据疝囊下缘下降超过 PCL 的距离，肠疝可以分为轻度肠疝、中度肠疝及重度肠疝。具体分度与膀胱及子宫脱垂类似。

（四）盆底结构松弛

盆底结构松弛又称为会阴下降综合征，多合并盆腔器官脱垂。ARJ 的在静息状态下的位置能反映盆底肌的张力和弹性，当其位置下移时常提示盆底肌及筋膜薄弱。此外，MRI 可提示肛提肌广泛或局灶性变薄，提肛板与 PCL 交角变大，以及 H 线和 M线的拉长。

（五）盆底功能障碍性疾病术后 MRI

在评价术后疗效方面，目前多数研究主要采用动态 MRI 比较手术前后盆底结构及器官脱垂的改善，评估有无术后复发。此外，MRI 还能评估有无手术相关并发症，如补片及吊带的移位或折叠、感染、血肿及周围组织器官损伤等。术后患者出现临床无法确诊的慢性疼痛时，也可以使用 MRI 寻找相关原因。

综上，MRI 能同时观察前、中、后三部分盆腔的解剖结构，动态 MRI 还能实时评估盆底结构的功能，为盆底功能障碍性疾病患者提供全面精准的个体化评估，指导临床治疗方案的制订，有利于治疗后的随访观察。

第七节　压力测试

一、阴道动态压力

阴道动态压力指患者主动收缩盆底肌时产生的阴道内压力，正常值为 $80\sim150cmH_2O$。

阴道动态压力检测：压力球囊用无油避孕套包裹后，蘸取石蜡油，轻柔地将其放入阴道中部。向球囊内注入适量气体，使球囊与阴道壁充分接触。嘱患者应用最大力量收缩盆底肌，此时阴道盆底肌对球囊产生的压力即为阴道动态压力。正常值为 $80\sim150cmH_2O$。

阴道动态压力检测结果的判定及临床意义：阴道动态压力下降，临床表现为盆底肌控尿功能异常、性功能障碍（可能）。

二、盆底控尿功能诊断

正常范围：A3 反馈正常；生物场景反射良好；盆底动态压力：$80\sim150cmH_2O$。

三、性功能方面的检查

参与性生活的肌肉有盆底深层肌和浅层肌、腹部肌肉群和大腿肌肉群等。盆底性功能检测方法及结果判定如下：

（一）性高潮障碍检测方法及结果判定

性高潮障碍检测方法：A1 通道用盆底肌肉治疗头（肌电型）或 E 通道用压力型探头，置于阴道内；A2 通道用 50mm×50mm 或 50mm×90mm 黏性电极，贴于股四头肌上。选择 PHENIX USB8 程序中的"性高潮障碍检测"。

性高潮障碍检测结果判定：如曲线图上无Ⅱ类肌纤维收缩，提示患者可能有性高潮障碍。

（二）性欲低下检测方法及结果判定

性欲低下检测方法：A1 通道用盆底肌肉治疗头（肌电型）或 E 通道用压力型探

头，置于阴道内；A2 通道用 50mm×50mm 或 50mm×90mm 黏性电极，贴于股四头肌上。选择程序中的"性欲低下检测"。在进行此检测的同时，让患者观看测试视频，观察患者是否有性生物反馈肌电信号。

性欲低下检测结果判定：显示有肌电信号，提示患者无性欲低下；如无肌电信号，则提示患者可能存在性欲低下。同时，必须对患者进行盆底肌张力功能检测及盆底肌压力、肌力、疲劳度检测，判断患者是否并发其他盆底功能障碍性疾病。

（三）性唤起障碍检测方法及结果判定

性唤起障碍检测方法：E 通道用压力型探头，置于阴道内；A2 通道用 50mm×50mm 或 50mm×90mm 黏性电极，贴于股四头肌上。选择 PHENIX USB8 程序中的"性唤起障碍检测"。用棉签对阴蒂或阴唇进行性刺激及观看 15 分钟测试视频前后用此方法进行检查，观察患者在性刺激及观看 15 分钟测试视频前后是否有压力差。

性唤起障碍检测结果判定：如果刺激前后有阴道内压力改变，则提示患者有性唤起功能；如果无压力改变，提示患者可能存在性唤起障碍。同时，必须对患者进行盆底肌张力功能检测。

四、盆底康复治疗随访及效果评价

（一）随访

针对症状、功能影响、出现新的病情等情况，必要时进行系统盆底功能评估。长期随访方式有电话随访、医院复诊。

随访过程时间框：产后 6 周（基线）、产后 6 个月（干预结束）、产后 12 个月（随访）。

后续随访包括育龄妇女盆底功能随访观测、围绝经期妇女盆底功能随访观测、绝经后妇女盆底功能随访观测、老年及高龄妇女盆底功能随访观测。

（二）效果评价

1. 有效
（1）主观性评价：症状缓解，有关症状问卷及生活质量问卷改善。
（2）客观性评价：体征恢复，POP-Q 评分改善，辅助检查指标改善。

2. 无效
（1）主观性评价：症状未见缓解甚至加重，有关症状问卷及生活质量问卷未见改善。
（2）客观性评价：体征未见恢复，POP-Q 评分未见改善，辅助检查指标未见改善。

五、盆腹动力评估

（一）基本情况

（1）患者姓名、性别、年龄、婚否、身高、体重（含孕前、孕后）、肥胖部位、职业、平时的体育活动、活动的节奏、妊娠次数、分娩次数、避孕方法、近期服用的药物等。

（2）生育史。

（3）已做过的手术（特别是美容手术）。

（4）已知患有的疾病。

（二）具体评估

1. 肥胖

（1）问诊：详细了解患者的体重增加情况。

1）什么时候开始肥胖？

2）是逐渐肥胖起来的还是在很短的时间内突然变胖？

3）体重改变由妊娠、生育或其他因素引起（如内分泌失调、精神压力过大、某些疾病等）吗？

4）家族成员是否有肥胖、糖尿病、高血压、心脏病等疾病？

5）每天睡眠时间有多长？是否经常晚睡？睡眠质量如何？是否经常失眠？是否有午休的习惯？午休一般在什么时候？休息多久？

6）是否上夜班？工作压力大不大？

7）有无影响精神状况的问题？

8）三餐是否正常？分别是在什么时候吃？两餐之间是否有吃零食（包括吃水果）的习惯？是否有吃夜宵的习惯？若有，一般吃什么（甜或咸，高脂、高蛋白、高碳水化合物、非新鲜食品）？晚餐后还会不会吃零食（包括水果）？是否喜欢吃零食？

9）是否有腹胀、便秘等？

10）每天饮水多少？喝多少咖啡？喝多少茶？喝多少啤酒？喝多少白酒？

11）饭后是否思睡？

12）有无节食？

13）患者前来就诊的目的，是减体重、美体、改善皮肤外观还是增加组织紧缩度？

（2）视诊：观察肥胖部位的颜色（黄白色还是紫色）。

（3）触诊：测量患者腹部、腰两侧、背部、肱二头肌处的皮肤皱褶厚度，以及胸围、身高、腰围、臀部（右）、臀部（左）、膝盖（右）、膝盖（左）、手臂（右）、手臂（左）、肩部、体重、BMI（体重/身高^2）等参数。

测量工具为软皮尺。具体测量方法如下：

1）胸围：男性紧贴腋下处围量一周，女性以乳头为准，测量时要保证软皮尺水平，松紧以能够窜动软皮尺而皮尺不脱落为准。

2）腰围：测量腰最细部。要是此人凸肚，测量时以腰椎凹陷最深处为测量点。测量时要保证软皮尺水平。松紧以能够窜动软皮尺而软皮尺不脱落为准。被测者站立，双脚分开 25~30cm，体重均匀分配。测量位置在水平位髂前上棘和第 12 肋下缘连线的中点。将软皮尺紧贴软组织，但不能压迫，经脐上 0.5~1cm 处水平绕一周。肥胖者选腰部最粗处水平绕一周测腰围。

3）臀围：测量时，两腿并拢直立，两臂自然下垂，软皮尺水平放在前面的耻骨联合和背后臀大肌最凸处。测量时要保证软皮尺水平，松紧以能够窜动软皮尺而软皮尺不脱落为准。

4）肩宽：被测者两腿分开与肩同宽，自然站立，两肩放松。测试者站在被测者背面，先用两食指沿肩胛冈向外摸到肩峰外侧缘中点（即肩峰点），再用测径器测量两肩峰点间的距离读数，测量误差不得超过 0.5cm。

5）身高、体重：可用专用测量仪器。

（4）结果判断：根据腰臀比（$R=$腰围/臀围），体型可分为三类：①中等（$0.7<R<0.8$）；②女性体型明显变化（$R<0.7$）；③非女性化特征明显（$R>0.8$）。

（5）肥胖分为三种类型。

1）水肿性肥胖：触摸时感觉柔软且四处散开，未经捏夹便可观察到橙皮，皮肤隆起而呈凸纹，治疗者感觉下肢沉重。此问题由血液循环不畅引起。

2）食源性肥胖：触摸时感觉柔软，手捏时几乎无痛感。通常在腹部、胯部造成脂肪拥塞，行动不便。

3）纤维性肥胖：触摸时感觉僵硬，略微发紫，触摸冷，在手指下易滚动，皮肤隆起而呈凸纹，未经手捏便可观察到橙皮。手捏时有痛感。此种脂肪纤维化程度较深，治疗时间较长。

较全面地掌握患者的基本情况后，我们会制订出个性化的治疗方案，选用相应的治疗程序，给予睡眠、饮食等多方面的建议，督促患者改掉可能影响治疗效果的习惯；同时向患者说明减肥的效果受多方面因素的影响，争取患者的积极配合。对饮食欲望特别强烈者，需制订饮食量登记表。

2. 循环功能障碍

（1）问诊：

1）腿部是否疼痛，哪里疼痛？

2）如果有水肿，水肿出现的频率如何？是每月出现、晚间出现还是长期出现？

（2）视诊：

1）观察水肿是局部型还是扩散型、水肿面积、水肿部位颜色（是白色还是略带血肿）。

2）观察患者皮肤是否青带紫或苍白失色，是否有营养失调。

3）观察患者循环状况，如是否出现斑块、静脉显露、静脉曲张。

（3）触诊：

1）是否整条小腿疼？

2）用手按压患者腿后部弯曲处、静脉血管处，是否出现疼痛？水肿部位是否松软有弹性？用手按压后有无疼痛？

　　3）挤压后皮肤是否有皱褶留下？手指压后有无凹陷？

　　4）患者局部体温是正常、偏高还是偏低？

　　5）患者腹部体征是否正常？有无鼓起，是否松软？

　　3. 形体康复

　　（1）问诊：询问患者有无手足多汗，是否出现疼痛以及疼痛的部位。

　　（2）视诊：观察患者脚底支撑是否正常，是否有扁平足、弓形足；膝盖是否内旋；盆底和骶岬是否倾斜；腰背部曲线是否正常，有无背部、颈部后凸以及腰部、颈部前凸；肩部位置是否正常，有无低且前倾；肩胛带位置是否正常；胸部有无扩张。

　　（3）触诊：腹部是否出现松弛；腹直肌是否分离，分离的程度如何；测量腹斜肌的肌力、肩胛肌张力；检测患者的呼吸方式。

第八节　肌张力检测

　　盆底康复主要集中在学习控制盆底肌与恢复肌力方面。除了指令性收缩以外，盆底的自主收缩也是实现控尿必不可少的。盆腔静态障碍的女性通常都有盆底肌力不足或同时出现几种障碍的情况。因此，认真评估这些障碍并为患者提供恰当的治疗尤为重要。现代医学首先提倡进行非侵入式治疗，其次才是药物或手术治疗。为了更好地给每一位患者提供最佳的治疗，进行全面诊断十分重要。肌张力检测不仅可以检测盆底的被动与主动收缩、肌牵张反射（通过调整张力计的开口角度）、肌肉力量（以 g/cm^2 或牛顿为单位），还可以检查结缔组织的质量和弹性。充分利用张力计的优点，对盆底肌进行全面检查，以便能更好地检测出可能产生某些症状并影响患者生活质量的盆底功能障碍性疾病。

　　肌张力（Muscle Tone）是指人体在安静休息的状态下，肌肉保持一定紧张状态的能力。必要的肌张力是维持肢体位置、支撑体重所必需的，也是保持肢体运动控制能力及空间位置、进行各种复杂运动所必需的。

　　盆底肌张力检测：对盆底肌，可以使用阴道内张力器，通过专用测量仪器，了解盆底肌张力情况。根据被检者肌张力与正常肌张力的比较，肌张力异常可分为三种情况：一是肌张力减低（迟缓），肌张力低于正常静息水平；二是肌张力增高（痉挛），肌张力高于正常静息水平；三是肌张力障碍，肌张力损害或障碍，如齿轮样强直和铅管样强直。

　　肌张力的神经科分级方法见表2-5。

表 2-5 肌张力的神经科分级方法

分级	表现
0 级	肌张力降低
1 级	肌张力正常
2 级	肌张力稍高，但肢体活动未受限
3 级	肌张力高，肢体活动受限
4 级	肌肉僵硬，肢体被动活动困难或不能

（对于盆底肌张力，主要通过牵拉盆底肌时所感受到的阻力进行评定。）

肌张力检测可评估Ⅱ类肌纤维、Ⅰ类肌纤维、肌牵张反射、肌纤维化、周围神经损伤、结缔组织松弛等。

一、盆底肌电生理评定方法

表面肌电图（Surface Electromyography，sEMG）也称动态肌电图或运动肌电图，是用表面电极采集肌肉活动产生的电活动，即肌肉兴奋时所产生的电变化，利用表面电极加以募集、放大、记录后所得到的图形，经计算机处理形成对肌肉功能状态特异和敏感的客观量化指标，用于评价神经肌肉功能。

通过特殊腔内电极可以检测盆底肌表面肌电图。经相关指标分析，可以观察肌肉收缩时的生理变化，较好地评定肌张力，间接评定肌力以及客观评定肌肉的疲劳程度。这类量化方法与生物力学评定方法一样，是临床常用的肌力评定方法，它还可以与相关仪器结合，用于康复治疗。

常用的分析指标包括最大募集肌电位（最大收缩肌电位）、Ⅰ类肌纤维耐力及疲劳度、Ⅱ类肌纤维耐力及疲劳度、盆底肌张力、盆底肌与腹肌收缩协调性。

盆底肌张力功能评价指标包括盆底肌静态张力、盆底肌动态张力、盆底肌收缩力、Ⅱ类肌纤维反射。

盆底肌张力功能评价指标的意义：用于评价盆底肌肉、筋膜、结缔组织张力的病理改变及肌肉主动收缩功能。指标具有客观性、可量化、重复性强的优点。

盆底肌静态张力：人体在安静状态下，充分放松盆底肌时肌肉的紧张度。它是维持盆底肌正常活动的基础。

盆底肌动态张力：人体在主动收缩盆底肌时肌肉的紧张度。它是保证肌肉运动速度、力量和协调的基础。

盆底肌收缩力：患者有意识地收缩盆底肌时的收缩力量。

Ⅱ类肌纤维反射：又称肌牵张反射，是指骨骼肌在受到外力牵拉时引起受牵拉的同一肌肉收缩的反射活动。

牵张反射的反射弧：感受器（肌梭、腱梭）→传入神经→中枢（脊髓前角 α 运动神经元）→传出神经→效应器（同一肌肉的梭外肌）。表现为受牵拉的肌肉发生紧张性收缩，阻止被拉长。这一反射在控尿功能中发挥重要作用。

盆底肌张力功能正常范围如下。盆底肌静态张力：221～259g/cm²。盆底肌动态张力：卵泡期，450g/cm²；排卵期，600g/cm²。5°时盆底肌收缩力（平均值）：200g/cm²；10°时盆底肌收缩力（平均值）：200g/cm²。Ⅱ类肌纤维反射：5°。

二、检测方法

（一）盆底肌张力检测

患者取膀胱截石位后，将套有保护套的电子张力器完全合拢，蘸取石蜡油，沿阴道后壁缓慢放入阴道中部，张力器的两个钳嘴贴紧阴道后壁肌肉进行张力检测。匀速张开钳嘴（角度一般设定为15°），患者感觉疼痛或不适时，应立即停止扩张，记录结果。合拢钳嘴，待患者充分放松后重复进行第2次检测。

（二）肌肉收缩力检测

将张力器钳嘴张开至5°，嘱患者收缩会阴，并持续10秒，将张力器钳嘴张开至10°，嘱患者收缩会阴，并持续10秒。检查结束后程序自动计算患者的会阴张力及收缩力量，并与常量进行比对，点击测试结果分析键后，程序自动分析患者的肌张力、肌收缩力的曲线，并做出初步诊断及提出治疗建议。

三、结果判定及临床意义

（一）张力绝对值曲线结果分析

（1）静态张力（Ⅲ）（无负重基础张力）低下的诊断方法：角度为1°时，患者曲线低于正常曲线，可以诊断静态张力低下。临床意义：患者Ⅰ类肌纤维受损。通常患者的张力曲线均低于正常曲线。

（2）动态张力（CA）（负重张力）低下的诊断方法：在张开角度为5°前，患者曲线高于或等于正常曲线，但在张开角度5°后，患者曲线低于正常曲线，可以诊断动态张力低下。临床意义：反射弧的传出纤维或肌肉受损，尤其是Ⅱa肌纤维与Ⅱb肌纤维。如果曲线下降后趋于平稳或再度上升，提示神经传导较慢；如果曲线下降至零点，则提示周围神经严重受损。

（二）张力变化相对值曲线分析

（1）诊断方法：在1°起点处，将患者的绝对曲线与正常曲线重叠，观测两个曲线的吻合程度。

（2）正常：患者曲线与正常曲线吻合。

（三）张力绝对值曲线的临床意义

（1）盆底肌发达：患者的整个曲线位于正常曲线上方，并且可以控制肌肉收缩。

（2）盆底肌痉挛：患者的整个曲线位于正常曲线上方，但无法控制肌肉收缩。

（3）Ⅰ类肌肉障碍：在5°前，患者曲线低于正常曲线。

（4）Ⅱ类肌肉障碍：在5°前，患者曲线高于或等于正常曲线，5°后曲线低于正常曲线。

（5）Ⅱ类肌肉反射障碍：在5°时，患者曲线无折点，诊断Ⅱ类肌肉反射缺失；在5°后出现折点，诊断Ⅱ类肌肉反射延迟。

（6）韧带严重障碍：12°后，患者的曲线明显低于正常曲线，并且急剧下降，指标值在20~41之间。

（7）结缔组织严重障碍：12°后，患者的曲线明显低于正常曲线，并且急剧下降，指标值在20以下。

（8）肌纤维化：1°~5°之间，患者曲线高于正常曲线；5°后，患者曲线低于正常曲线，提示异常的抗力。

四、盆底控尿功能评价指标

盆底控尿功能评价指标包括A3反射、生物场景反射等。

（一）A3反射

A3反射是控尿反射中非常重要的反射。当膀胱储存尿液到一定程度时，膀胱逼尿肌收缩，膀胱压力增加，身体反射性收缩盆底肌，从而反射性地抑制膀胱逼尿肌收缩，让膀胱可以容纳更多的尿液。

1. 检测方法

如图2-37所示，浅灰色模块为设备模拟A3反馈曲线，在波幅40％的Ⅰ类肌纤维浅灰色模块的基础上，有1个60％~70％的Ⅱa类肌纤维模块。嘱患者按照模块收缩盆底Ⅰ类肌纤维，在此过程中嘱患者咳嗽，观察盆底肌收缩曲线是否出现峰值。

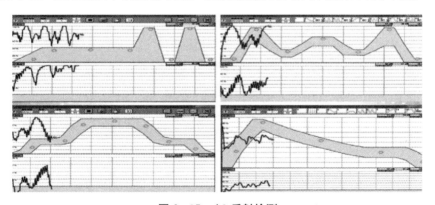

图2-37　A3反射检测

2. 检测结果判定

A3反射正常时，盆底肌肉收缩出现峰值，并且峰值的出现时间早于咳嗽时腹压峰值的出现时间。

3. 检测的临床意义

A3 反射异常时，提示患者控尿异常。

（二）生物场景反射

生物场景反射是控尿反射中非常重要的反射。正常情况下，患者在咳嗽、打喷嚏或搬重物、爬楼梯等场景下，腹压突然增加，膀胱压力也随之增加（膀胱逼尿肌没有收缩），身体反射性收缩盆底肌Ⅱ类肌纤维，使尿道压增加，以抵抗因腹压增加造成的膀胱压力突然增加时出现的漏尿。

1. 检测方法

图 2-38 中浅灰色模块为设备模拟场景反射曲线，医师可根据患者在不同场景下的漏尿情况选择所需检测的场景模块。

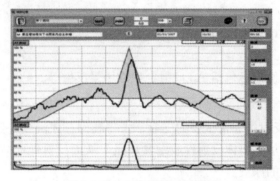

图 2-38 生物场景反射检测

2. 检测结果判定及临床意义

生物场景反射不佳：盆底肌不能随场景反射曲线收缩自如，提示可能有压力性尿失禁等功能障碍。

第三章　盆底康复治疗

盆底康复是指在科学的整体理论指导下，综合运用康复治疗技术，针对妇女的生理变化进行主动、系统的康复指导和训练，加强、恢复、改善或重建女性在妊娠和分娩过程中受损的盆底功能，预防和治疗盆底功能障碍性疾病，使患者身体有关器官及功能得到全面理想的康复。盆底康复具有安全、无创、无痛、长效性等优点。

根据具体情况，患者可选择不同的盆底康复方案。

普遍性指导方案：具体内容是宣教、手法辅助、盆底肌锻炼，争取产妇人人享有。

重点预防方案：具体内容是宣教、手法辅助、使用盆底康复器辅助的盆底肌锻炼。这是争取有更多产妇能选择的方案。

推荐性预防方案：具体内容是采用系统的盆底电生理检查及预防性干预措施，产妇在家自行使用盆底康复器械辅助盆底肌锻炼。这是推荐有条件的产妇选择的方案。

针对性治疗方案：具体内容是在系统的盆底电生理检查及预防性干预措施的基础上，针对特定病情进行强化性盆底电生理治疗。具体的治疗方案参见下述相对应疾病的治疗方案。

在不同时期，应制订不同的盆底康复治疗方案。

产后 42 天以内：一般不能进行盆底康复器械辅助的盆底肌锻炼，只能通过自行适应性盆底肌锻炼促进产后盆底功能恢复。进行盆底功能维护相关的健康指导，若有相关盆底功能障碍性疾病，应及时对症处理。

产后 42 天开始到产后 3 个月（盆底组织及肌肉康复的关键时期）：全面康复前，在检查评估后，可以开始进行以电刺激及生物反馈等为主要手段的系统个性化治疗，同时可让产妇在家中进行自我盆底肌锻炼作为辅助，有条件的产妇可使用盆底康复器辅助训练。

产后 3 个月至产后 2 年：产妇的身体康复更接近理想状态，在此时间段，应注重康复后效果的评估、随访以及康复效果的巩固。如有盆底功能相关问题，应进行必要的补充或强化性盆底康复治疗。

影响产后盆底康复治疗效果的因素包括产妇盆底损伤情况、康复治疗的合理化及科学性、康复后的巩固措施等。应遵循整体康复、终生随访的原则。

第一节　盆底肌锻炼

一、概述

盆底肌锻炼（Pelvic Floor Muscle Training，PFMT）又称为 Kegel 运动，由 Arnold Kegel 博士于 1948 年发明，是指患者有意识地对以耻骨尾骨肌肉群（Pubococcygeus Muscle，即肛提肌）为主的盆底肌肉群进行自主性收缩锻炼，以增强尿道的阻力，从而加强控尿能力。PFMT 的主要内容是反复进行缩紧肛门的训练，每次收紧不少于 3 秒，然后放松，连续做 15～30 分钟为一组锻炼，每日进行 2～3 组锻炼，或者不刻意分组，自择时段每天做 150～200 次，6～8 周为一个疗程。训练 3 个月后，进行主客观治疗效果的评价。PFMT 的缺点是单纯由医师口头指导，依从性差，训练技巧不易掌握。

进行 PFMT 时，注意以下几点：

（1）了解耻骨尾骨肌肉群（肛提肌）的位置：将两只手指放入阴道内，感觉上述肌群的收缩。如果指尖受到来自侧方的压力，则说明收缩有效。同时将另一只手放于腹部，感知腹部肌肉是否处于放松状态。

（2）正确地收缩较有力地收缩更重要：应避免收缩臀大肌及腹肌，而专注于训练阴道、肛门周围的肌肉力量。

（3）运用不同姿势（躺着、坐着或站立）训练，找出最容易操作的姿势，并持续加以训练。

（4）即使症状已改善，仍需要坚持锻炼，并有意识地训练情境反射，做到咳嗽、打喷嚏或大笑之前，能主动而有力地收缩盆底肌，从而预防尿失禁的发生。

（5）尝试在排尿过程中中断小便，以感受盆底肌如何发挥作用。当这些肌肉收缩时，小便应能中断，放松后又能继续。需要强调的是，PFMT 并不仅仅在于加强肌肉力量，适度放松也非常重要，盆底肌收放自如才是目的。

二、临床应用

PFMT 为 SUI 患者和以 SUI 为主的混合性尿失禁患者的一线治疗方案。另外，孕妇也可通过 PFMT 预防产后尿失禁。

PFMT 可以加强薄弱的盆底肌的力量，增强盆底支持力，改善轻、中度盆腔器官脱垂及预防其相关症状的进一步发展。但是当脱垂超出处女膜水平以下时，其有效率降低。PFMT 要达到相当的训练量才可能有效。

三、禁忌证

PFMT 几乎没有不良反应，少数患者可能有下腹不适和阴道出血。PFMT 的不良反应罕见且是可逆的。另外，患有神经源性尿失禁、重度盆腔器官脱垂及精神障碍者进行 PFMT 需谨慎。患有严重尿路感染、生殖道感染、下尿路梗阻者不宜进行 PFMT。月经期亦不能进行 PFMT。

第二节 生物反馈和电刺激治疗

一、生物反馈

（一）基本概念

生物反馈是应用心理生理学的一个分支。应用心理生理学反映了一种发展的科学学科和专业，包括通过应用各种不同的方法如无创性的生理学方法来了解和改变行为和生理功能之间的关系。无创性生理学记录包括所有经典的心理生理学变量，如脑电图、脑磁图、肌电图、皮肤电传导、皮肤温度、血压、心率、胃肠蠕动、血流和血管舒缩性变量，以及在血液、尿、便和唾液中的内分泌学和生物化学指标等。

生物反馈被形容为"心理生理学之镜"。它利用仪器设备（通常是电子设备）无创性地监测人体某些内在的、正常的或异常的生理现象，并用可视或可听的信号形式表现出来，使患者可以用其监测并控制人体所产生的生理信号。而这些生理信号常常是在未被意识觉知的情况下发生的。

与通常意义上的条件反射不同，生物反馈的主体必须是人类，而且这些人类必须要主动改变这些信号。因此，生物反馈是一种学习策略，它源自心理学学习理论。根据 BF Skinner 的传统理念，生物反馈的理论基础是"可操作式条件反射"，即存在意识和认知障碍的患者是无法采用生物反馈进行治疗的。因此，生物反馈的一个主要目标是自我监测，而后利用相关信息进行训练，最终实现自我调节。

生物反馈采用模拟的声音或视觉信号反馈正常或异常的盆底肌活动状态，以增强盆底肌张力和收缩力，控制膀胱，达到康复盆底肌，治疗尿失禁、盆腔器官脱垂的目的。仪器有阴道压力计、阴道哑铃、生物反馈刺激仪等。生物反馈刺激仪是将电极置入阴道或直肠内，检测盆底肌的电信号活动，将模拟的声音或视觉信号反馈给患者和医师，帮助医师通过反馈的信息了解患者的肌肉状态，让患者在反馈信号的指导下学会正确自主地控制盆底肌的收缩和舒张。很多患者不能正确地进行盆底肌锻炼，没有收缩盆底肌肉群，而是错误地收缩腹部肌肉和臀大肌。这样不仅起不到治疗作用，反而会加重病情。因此，盆底肌锻炼不能盲目，正确收缩盆底肌而不使用其他辅助肌肉，才是重中之重。

简单地说，生物反馈是一种不断学习、"认识自我"和"改变自我"的过程。

（二）盆底临床应用

1. 尿失禁

生物反馈可用于压力性尿失禁、混合性尿失禁。对于排尿和控制排尿，人体内存在着某些生物信息。生物反馈就是应用生物反馈仪，将这些体内信息放大，使其为患者所利用，让患者学会将这些平时未加注意的信息纳入意识控制之中，主动进行排尿或控制排尿。

2. 粪失禁

生物反馈也是一种有效的治疗粪失禁的方法，通过传入和传出训练两种机制改善患者的控便。传入训练的目的是加强和恢复肛门的感觉和直肠肛门抑制反射，重点在于改善肛门直肠的感觉。传出训练的目的是加强和恢复肛门外括约肌的主动收缩，刺激肌肉肥大。这两种训练可单独进行，也可联合使用以增加疗效。

3. 便秘

生物反馈对于盆底失弛缓综合征的治疗有重要的作用。另外，对于直肠膨出相关的排便障碍患者，生物反馈也是有效的初始治疗方法。

4. 慢性盆腔疼痛

生物反馈可治疗肛提肌综合征或慢性肛管疼痛等，减轻患者的疼痛，明显改善疼痛症状。

（三）禁忌证

极度疲劳、意识不清的患者禁用。

二、电刺激治疗

盆底肌肉群的收缩包括主动运动（盆底肌锻炼）和被动运动，电刺激治疗用于后者。虽然主动运动效果良好，但是对于无法正确、有效进行 PFMT 的患者，电刺激治疗可以提供帮助。神经的活动（兴奋、抑制和神经传导）、肌肉收缩和神经兴奋与肌肉收缩的耦联都是以电活动为基础。电刺激治疗是指用特定参数的脉冲电流刺激组织器官、支配它们的中枢神经或外周神经，从而使组织器官的功能发生改变。

（一）电刺激治疗术语和参数

（1）低频脉冲电流（Low Frequency Pulsed Current）：医学上把频率在 1000Hz 以下的脉冲电流称作低频电流或低频脉冲电流。低频电流对感觉神经和运动神经都有较强的刺激作用。

（2）波形（Wave Shape）：低频电流的波形有正弦波、方波、三角波、锯齿波等（图 3-1）。

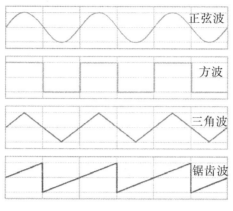

图 3-1　波形图

（3）电流方向（Current Flow Direction）：低频电流的方向可分为单向和双向。双向脉冲波又根据其两侧波形是否一致分为双向不对称波和双向对称波。当双向波两向面积相等时，又被称为双向平衡波（图 3-2）。

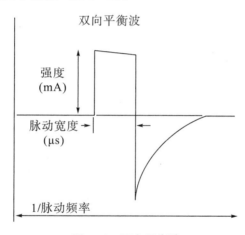

图 3-2　双向平衡波

（4）频率（Frequency）：频率就是每秒内脉冲出现的次数，单位为赫兹（Hz）。由于哺乳动物神经的绝对不应期在 1 毫秒左右，相隔 1 毫秒以上的电刺激均能引起一次兴奋，因此低频脉冲电流的每一次刺激都能引起运动神经兴奋一次。在临床上，低频脉冲电流多用于镇痛和兴奋神经肌肉组织，常用 100Hz 以下的频率。对直径较小的Ⅰ类肌纤维，合适频率是 10～20Hz；对直径较大的Ⅱ类肌纤维，合适频率是 30～60Hz。在压力性尿失禁治疗中，常用频率是 20～50Hz，对急迫性尿失禁或膀胱过度活动、逼尿肌不稳定的治疗，常用频率是 5～20Hz。

（5）周期（T）：一个脉冲波的起点到下一个脉冲波的起点相距的时间，单位为毫秒（ms）或微秒（μs）。

（6）波宽：低频脉冲的宽度称为波宽，是每个脉冲持续的时间，包括上升时间（波升）、下降时间（波降）等，单位为毫秒或微秒。要引起组织兴奋，脉冲电流必须达到一定的宽度。神经和肌肉组织所需的最小脉冲宽度不一样，神经可以对 0.03 毫秒（有人认为是 0.01 毫秒）宽度的电流刺激有反应，而肌肉组织必须有更长的脉冲宽度和更大的电流强度。

（7）波幅（Amplitude）：低频脉冲的波幅又称为电流强度，单位为毫安（mA）或安培（A），是从基线到波的最高点之间的变化量（图 3-3）。

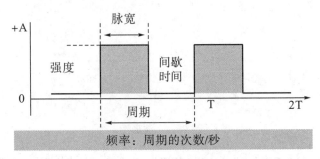

图 3-3　频率、脉宽

（二）电刺激治疗的作用

电刺激治疗能模拟神经电活动、控制器官功能；阻断/抑制神经电活动或增强神经电活动，改变器官功能；直接作用于效应器（肌肉），改变其收缩和舒张状态；长期、慢性刺激改变组织结构和功能，达到治疗的目的。

电刺激治疗的作用：

（1）对盆底肌的作用：增加肌肉收缩时募集的纤维数量，改变肌肉的组织结构，供给肌肉丰富的血液，改变肌肉运动单位的募集顺序，长期的电刺激可导致快反应、易疲劳的Ⅱ类肌纤维向慢反应、抗疲劳的Ⅰ类肌纤维转变。

（2）对盆底神经的作用。①兴奋阴部神经：通过兴奋支配尿道周围肌肉、耻尾肌等的阴部神经末梢，引起上述肌肉收缩，从而增强肌力，治疗因盆底肌松弛导致的压力性尿失禁、器官脱垂等。②兴奋腹下神经、抑制盆神经：盆底电刺激所产生的神经冲动经中枢处理后，通过腹下神经反射性抑制膀胱逼尿肌收缩，缓解膀胱过度活动和急迫性尿失禁。

（三）电刺激治疗的类型

1. 神经肌肉电刺激（NMES）

神经肌肉电刺激，是通过对阴部神经和盆腔神经的反射性刺激或神经肌肉的直接刺激来加强盆底肌的肌力。神经肌肉电刺激可提高盆底神经肌肉的兴奋性，促进神经细胞功能的恢复，诱发肌肉被动收缩，增加肌红蛋白和耐疲劳肌纤维，促进盆底血液循环，增强盆底肌的力量。

2. 经皮神经电刺激（TENS）

经皮神经电刺激，是指用置于皮肤的表面电极控制疼痛的各种电刺激形式，分为四个刺激水平：亚感觉水平、感觉水平、运动水平和伤害水平。亚感觉水平常用的治疗频率为 3Hz，输出强度为无刺激感觉。感觉水平常用的治疗频率为 50~100Hz，输出强度为可感觉的麻木感。运动水平常用的治疗频率为 2~4Hz，输出强度为能够引起可见的强烈肌肉收缩。伤害水平刺激会引起疼痛感，常用的治疗频率为 1~5Hz 或 <100Hz。

（四）电刺激治疗的适应证

1. 压力性尿失禁

（1）适用人群：轻、中度压力性尿失禁患者。对于重度压力性尿失禁患者，可先采用盆底康复治疗，效果不好再考虑手术治疗。

（2）注意事项：

1）治疗前、中、后要进行两次以上的电诊断以评估治疗过程变化情况，同时询问患者主观症状的变化情况以了解疗效，及时调整治疗方案。

2）治疗间隔期间指导患者进行主动性盆底肌锻炼。

3）疗程结束后根据患者主观症状和客观标准的变化来评价疗效，决定是否需要加做第 2 个疗程。

4）当肌力达到 2 级时，建议患者使用盆底康复器械辅助进行盆底肌锻炼，以巩固治疗效果。如需第 2 个疗程治疗，需在第 1 个疗程结束 3 个月以后，每次治疗 20 分钟，每周 2 次，每个疗程 10~15 次。

（3）操作流程：

1）给予频率为 50Hz、脉宽为 250 微秒的电刺激，治疗时间为 20 分钟。作用：唤醒患者本体感觉。

2）给予频率为 8~32Hz、脉宽为 320~740 微秒的电刺激和生物反馈，治疗时间为 20 分钟。作用：训练患者学会Ⅰ类肌纤维收缩以及分开会阴与腹部的收缩。

3）给予频率为 20~80Hz、脉宽为 20~320 微秒的电刺激和生物反馈，治疗时间为 20 分钟。作用：让患者学习Ⅱ类肌纤维收缩，锻炼Ⅱ类肌纤维。

4）给予Ⅰ类与Ⅱ类肌纤维反馈训练模块，让患者跟着模块训练，治疗时间为 20 分钟。作用：加强患者的Ⅰ类和Ⅱ类肌纤维。

5）第 6 次治疗前，应先进行盆底肌电检测。如果肌力≥2 级，可给予各种场景（如连续咳嗽、提重物、上下楼梯等）的生物反馈模块，让患者跟着模块训练，治疗时间为 20 分钟。作用：训练患者在各种场景时，盆底肌处于收缩状态而不会出现漏尿。如果肌力<2 级，简单的生物反馈图形基本不能完成，接下来的治疗仍以电刺激和Ⅰ、Ⅱ类肌纤维训练为主。

6）提供尿急情况下的生物反馈训练模块，让患者跟着模块训练，治疗时间为 20 分钟。作用：让患者学会在尿急而环境不允许的情况下憋尿。

7）给予 A3 反射训练模块，让患者跟着模块训练，模拟咳嗽时，患者收缩盆底肌，治疗时间为 20 分钟。作用：训练患者在腹压增加时收缩盆底肌从而不会出现漏尿。

8）给予会阴－腹部协调收缩的生物反馈训练模块，让患者跟着模块训练，治疗时间为 20 分钟。作用：训练患者在直立位时，会阴－腹部协调收缩。

2. 急迫性尿失禁

（1）适用人群：轻、中度急迫性尿失禁患者。

（2）注意事项：

1）治疗前应排除尿路感染等问题。

2）治疗前、中、后要进行两次以上的电诊断以评估治疗过程变化情况，同时询问患者主观症状的变化情况以了解疗效，及时调整治疗方案。

3）治疗间隔期间指导患者进行主动性盆底肌锻炼。

4）疗程结束后根据患者主观症状和客观标准的变化来评价疗效，决定是否需要加做第2个疗程。

5）当肌力达到2级时，建议患者使用盆底康复器械辅助进行盆底肌锻炼，以巩固治疗效果。如需第2个疗程治疗，需在第1个疗程结束3个月以后，每次治疗20分钟，每周2次，每个疗程10~15次。

（3）操作流程：

1）依次给予频率为10Hz、脉宽为200微秒的电刺激，治疗时间为10分钟；给予频率为5Hz、脉宽为500微秒的电刺激，治疗时间为10分钟；给予频率为10Hz、脉宽为200微秒的电刺激，治疗时间为10分钟。作用：抑制逼尿肌过度活跃。

2）依次给予频率为20Hz、脉宽为250微秒的电刺激，治疗时间为15分钟；给予频率为5Hz、脉宽为200微秒的电刺激，治疗时间为15分钟。作用：阻断副交感神经传导兴奋信号到逼尿肌，抑制逼尿肌收缩。

3）给予频率为8~32Hz、脉宽为320~740微秒的电刺激和生物反馈，治疗时间为20分钟。作用：训练患者学会Ⅰ类肌纤维收缩以及分开会阴与腹部的收缩。

4）给予频率为20~80Hz、脉宽为20~320微秒的电刺激和生物反馈，治疗时间为20分钟。作用：让患者学习Ⅱ类肌纤维收缩，锻炼Ⅱ类肌纤维。

5）给予Ⅰ类与Ⅱ类肌纤维反馈训练模块，让患者跟着模块训练，治疗时间为20分钟。作用：加强患者的Ⅰ类和Ⅱ类肌纤维。

6）第6次治疗前，应先进行盆底肌电检测。如果肌力≥2级，可给予各种场景（如连续咳嗽、提重物、上下楼梯等）的生物反馈模块，让患者跟着模块训练，治疗时间为20分钟。作用：训练患者在各种场景时，盆底肌能收缩。如果肌力<2级，简单的生物反馈图形基本不能完成，接下来的治疗仍以电刺激和Ⅰ、Ⅱ类肌纤维的训练为主。

7）提供尿急情况下的生物反馈训练模块，让患者跟着模块训练，治疗时间为20分钟。作用：让患者学会在尿急而环境不允许的情况下憋尿。

8）给予A3反射训练模块，让患者跟着模块训练，模拟咳嗽时，患者收缩盆底肌，治疗时间为20分钟。作用：训练患者收缩盆底肌从而抑制逼尿肌收缩。

9）给予会阴－腹部协调收缩的生物反馈训练模块，让患者跟着模块训练，治疗时间为20分钟。作用：训练患者在直立位时，会阴－腹部协调收缩。

3. 混合性尿失禁

（1）适用人群：轻、中度混合性尿失禁患者。

（2）注意事项：

1）治疗前、中、后要进行两次以上的电诊断以评估治疗过程变化情况，同时询问患者主观症状的变化情况以了解疗效，及时调整治疗方案。

2）治疗间隔期间指导患者进行主动性盆底肌锻炼。

3）疗程结束后根据患者主观症状和客观标准的变化来评价疗效，决定是否需要加做第 2 个疗程。

4）当肌力达到 2 级时，建议患者使用盆底康复器械辅助进行盆底肌锻炼，以巩固治疗效果。如需第 2 个疗程治疗，需在第 1 个疗程结束 3 个月以后，每次治疗 20 分钟，每周 2 次，每个疗程 10～15 次。

（3）操作流程：

1）依次给予频率为 10Hz、脉宽为 200 微秒的电刺激，治疗时间为 7 分钟；给予频率为 5Hz、脉宽为 500 微秒的电刺激，治疗时间为 7 分钟；给予频率为 10Hz、脉宽为 200 微秒的电刺激，治疗时间为 6 分钟。作用：抑制逼尿肌过度活跃。

2）依次给予频率为 20Hz、脉宽为 250 微秒的电刺激，治疗时间为 10 分钟；给予频率为 5Hz、脉宽为 200 微秒的电刺激，治疗时间为 10 分钟。作用：阻断副交感神经传导兴奋信号到逼尿肌，抑制逼尿肌收缩。

3）给予频率为 50Hz、脉宽为 250 微秒的电刺激，治疗时间为 20 分钟。作用：唤醒患者本体感觉。

4）给予频率为 8～32Hz、脉宽为 320～740 微秒的电刺激和生物反馈，治疗时间为 20 分钟。作用：训练患者学会Ⅰ类肌纤维收缩以及分开支配会阴与腹部的收缩。

5）给予频率为 20～80Hz、脉宽为 20～320 微秒的电刺激和生物反馈，治疗时间为 20 分钟。作用：让患者学习Ⅱ类肌纤维收缩，锻炼Ⅱ类肌纤维。

6）给予频率为 15Hz、脉宽为 700 微秒的Ⅰ类肌纤维电刺激和Ⅰ类与Ⅱ类肌纤维收缩、放松的生物反馈，治疗时间为 20 分钟。作用：训练患者的Ⅰ类与Ⅱ类肌纤维，从而抑制逼尿肌收缩。

7）给予Ⅰ类与Ⅱ类肌纤维反馈训练模块，让患者跟着模块训练，治疗时间为 20 分钟。作用：加强患者的Ⅰ类和Ⅱ类肌纤维。

8）提供尿急情况下的生物反馈训练模块，让患者跟着模块训练，治疗时间为 20 分钟。作用：让患者学会在尿急而环境不允许的情况下憋尿。

9）给予 A3 反射训练模块，让患者跟着模块训练，模拟咳嗽时，患者收缩盆底肌，治疗时间为 20 分钟。作用：训练患者收缩盆底肌从而抑制逼尿肌收缩，防止出现漏尿。

10）给予会阴-腹部协调收缩的生物反馈训练模块，让患者跟着模块训练，治疗时间为 20 分钟。作用：训练患者在直立位时，会阴-腹部协调收缩。

4. 盆腔器官脱垂

（1）适用人群：轻、中度子宫脱垂，阴道前、后壁膨出妇女。

（2）注意事项：

1）治疗前、中、后要进行两次以上的电诊断以了解疗效，及时调整治疗方案。治疗过程中询问患者主观症状的变化以了解疗效，及时调整治疗方案。

2）自动记录和分析治疗结果，打印报告。

3）治疗间隔期间指导患者进行主动性盆底肌锻炼。

4）疗程结束后根据患者的主观症状以及盆底肌肌力、子宫和阴道位置的变化来评价疗效，决定是否需要加做第 2 个疗程。

5）当盆底肌力达到 2 级时，可指导患者使用盆底康复器械辅助进行锻炼，以巩固治疗效果。如需第 2 个疗程治疗，需在第 1 个疗程结束 3 个月以后，每次治疗 20 分钟，每周 2 次，每个疗程 10~15 次。

（3）操作流程：

1）给予频率为 8~32Hz、脉宽为 320~740 微秒的电刺激和生物反馈，治疗时间为 20 分钟。作用：训练患者学会Ⅰ类肌纤维收缩以及分开会阴与腹部的收缩。

2）给予频率为 30Hz、脉宽为 500 微秒的电刺激和生物反馈，治疗时间为 20 分钟。作用：加强Ⅰ类肌纤维。

3）给予频率为 20~80Hz、脉宽为 20~320 微秒的电刺激和生物反馈，治疗时间为 20 分钟。作用：让患者学习Ⅱ类肌纤维收缩，锻炼Ⅱ类肌纤维。

4）给予Ⅰ类与Ⅱ类肌纤维反馈训练模块，让患者跟着模块训练，治疗时间为 20 分钟。作用：加强患者的Ⅰ类和Ⅱ类肌纤维。

5）第 6 次治疗前，应先进行盆底肌电检测。如果肌力≥2 级，可给予各种场景（如连续咳嗽、提重物、上下楼梯等）的生物反馈模块，让患者跟着模块训练，治疗时间为 20 分钟。作用：训练患者在各种场景时，盆底肌处于收缩状态从而不会出现脱垂现象。如果肌力<2 级，简单的生物反馈图形基本不能完成，接下来的治疗仍以电刺激和Ⅰ、Ⅱ类肌纤维的训练为主。

6）给予搬重物情况下的生物反馈训练模块，让患者跟着模块训练，治疗时间为 20 分钟。作用：让患者学会在搬重物情况下保持盆底肌收缩而不会出现脱垂。

7）给予 A3 反射训练模块，让患者跟着模块训练，模拟咳嗽时，患者收缩盆底肌，治疗时间为 20 分钟。作用：训练患者在腹压增加时收缩盆底肌从而不会出现脱垂。

8）给予会阴-腹部协调收缩的生物反馈训练模块，让患者跟着模块训练，治疗时间为 20 分钟。作用：训练患者在直立位时，会阴-腹部协调收缩，当腹压增加时，盆底肌处于收缩状态。

5. 性功能障碍

（1）适用人群：性唤起障碍、性高潮障碍等患者。

（2）注意事项：

1）进行性功能障碍的病情分析时，性生活质量问卷是重要的参考。

2）需要通过全面的辅助检查，排除器质性病变。

3）心理支持与矫正、配偶的支持与体贴，是治疗的重要基础与根本措施。

4）性交痛的康复治疗参考慢性盆腔疼痛康复治疗的相关内容。

（3）操作流程

1）给予Ⅰ类肌纤维电刺激和生物反馈，提高血液循环的电刺激，以利于在兴奋期阴道充血，提高性反应，治疗时间为 20 分钟。

2）给予Ⅱ类肌纤维电刺激和生物反馈，让患者学习盆底浅层Ⅱ类肌纤维收缩，锻炼肌力，提高性平台期阴茎抽插时的持续有力的环形收缩，获得性快感，治疗时间为 20 分钟。

3）给予各种模拟生活和性生活场景的生物反馈训练模块，达到各种体位的性高潮，治疗时间为 20 分钟。

4）用盆底康复器械或将阴道球囊压力感受器放置于阴道内，用于感知圆锥体或球囊的重量，通过生物反馈训练，提高患者的性敏感性，治疗时间为 20 分钟。

5）治疗前、中、后要进行两次以上的电诊断以了解疗效，及时调整治疗方案。

6）疗程结束后根据患者主观症状和客观标准的变化来评价疗效，决定是否需要加做第 2 个疗程，并使用盆底康复器械进行家庭锻炼，以巩固治疗效果。

7）每次治疗 20 分钟，每星期两次，1 个疗程为 10 次，3 个月后进行第 2 个疗程。

6. 肠道功能障碍

（1）适用人群：便秘患者。

（2）注意事项：

1）需排除器质性便秘。

2）分析便秘病因。

3）合理调整饮食结构，指导建立良好的生活习惯。

4）适当运动是十分重要的。

（3）操作流程：

1）采用 PHENIX PLUS 8 ML36，电刺激电极粘贴在升结肠、横结肠、降结肠区域表面皮肤上。

2）选择频率为 85Hz、脉宽为 250 微秒的电刺激，每天每次电刺激 30 分钟，每个疗程 5~10 次，刺激腹壁在肠蠕动过程中收缩，促进肠蠕动，有助于完成排便。

7. 慢性盆腔疼痛

（1）适用人群：慢性盆腔疼痛患者。

（2）注意事项：

1）治疗过程中不要引起疼痛，电流强度不宜过大，如果有阴道痉挛，应先进行手法按摩，等症状有所缓解后再进行电刺激治疗。

2）治疗时可以将阴道探头置于阴道内治疗，也可用电极贴片贴于盆腹部和腰骶部。

（3）操作流程：

1）前 5 次治疗给予频率为 50~280Hz、脉宽为 100 微秒的电刺激（TENS），治疗时间为 30 分钟。作用：阻断疼痛信号。

2）后 5 次治疗给予频率为 1~10Hz、脉宽为 200 微秒的电刺激（内啡肽电流），治疗时间为 30 分钟。作用：刺激局部神经末梢分泌内啡肽止痛。

3）对于有明显触痛的患者也可先给予频率为 1~10Hz、脉宽为 200 微秒的电刺激，治疗时间为 15 分钟；再给予频率为 50~280Hz、脉宽为 100 微秒的电刺激，治疗时间为 15 分钟。

4）痉挛患者给予放松治疗，电刺激频率为 1~2Hz、脉宽为 300~400 微秒，治疗时间为 30 分钟。作用：局部放松。

5）每次治疗 30 分钟，每天或隔天一次，每个疗程 10 次。

6）疗程结束后根据患者主观症状和客观标准的变化来评价疗效，决定是否需要加做第 2 个疗程。

8. 阴道松弛

（1）适用人群：阴道松弛（阴道可容 3 指及以上）患者。

（2）注意事项：月经期不治疗。

（3）操作流程：对阴道松弛患者给予电刺激及生物反馈，并指导患者康复后使用盆底康复器械加强效果。以下为推荐的电刺激及生物反馈方案，每次 20 分钟，每周 2 次，可根据患者治疗情况酌情调整次数及有关参数。

1）第 1 次治疗：依次给予频率为 5Hz、脉宽为 350 微秒的电刺激，治疗时间为 7 分钟；给予频率为 105Hz、脉宽为 250 微秒的电刺激，治疗时间为 7 分钟；给予频率为 4Hz、脉宽为 300 微秒的电刺激，治疗时间为 6 分钟。在肌肉力量强化训练前先进行热身训练，增加动脉血液流动，通过短期高强度的训练刺激 II b 类肌纤维和乳酸厌氧代谢，提高肌肉收缩的力量和功能。

2）第 2 次治疗：依次给予频率为 5Hz、脉宽为 350 微秒的电刺激，治疗时间为 7 分钟；给予频率为 75Hz、脉宽为 250 微秒的电刺激，治疗时间为 7 分钟；给予频率为 4Hz、脉宽为 300 微秒的电刺激，治疗时间为 6 分钟。选择能引起较少代偿收缩的刺激强度，在刺激程序的主动阶段，嘱患者做出强度很低的收缩。增加动脉血液流动，通过短期高强度的训练刺激 II b 类肌纤维和乳酸厌氧代谢，提高肌肉收缩的力量和功能。

3）第 3 次治疗：依次给予频率为 5Hz、脉宽为 350 微秒的电刺激，治疗时间为 7 分钟；给予频率为 10Hz、脉宽为 250 微秒的电刺激，治疗时间为 7 分钟；给予频率为 4Hz、脉宽为 300 微秒的电刺激，治疗时间为 4 分钟。在肌肉力量强化训练前先进行热身训练，增加动脉血液流动，增强 I 类肌纤维。

4）第 4 次治疗：给予 I 类肌纤维电刺激和生物反馈。帮助患者学会 I 类肌纤维收缩以及分开会阴与腹部的收缩。

5）第 5 次治疗：给予频率为 30Hz、脉宽为 500 微秒的电刺激和生物反馈。作用为加强深层和浅层肌肉 I 类肌纤维。

6）第 6 次治疗：给予 II 类肌纤维的电刺激和生物反馈。

7）第 7 次治疗：给予 I 类与 II 类肌纤维反馈训练模块。

8）第 8 次治疗前应先进行盆底肌电检测。如果肌力≥2 级，可给予各种场景（如连续咳嗽、提重物、上下楼梯等）的生物反馈模块，让患者跟着模块训练，治疗时间为 20 分钟。作用：加强患者的阴道紧缩能力。如果肌力<2 级，简单的生物反馈图形基本不能完成，接下来的治疗仍以电刺激和 I、II 类肌纤维的训练为主。

9. 产后乳房疾病

（1）适用人群：产后乳少、乳汁郁积、乳房下垂的妇女。

（2）注意事项：电极片贴在乳房上四个象限。

（3）操作流程：

1）对于产后乳少的妇女。

前 5 次治疗：先给予频率为 40Hz、脉宽为 320 微秒的电刺激，治疗时间为 15 分钟；再给予频率为 3Hz、脉宽为 1500 微秒的电刺激，治疗时间为 15 分钟。

后 5 次治疗：先给予频率为 60Hz、脉宽为 340 微秒的电刺激，治疗时间为 15 分钟；再给予频率为 2Hz、脉宽为 2000 微秒的电刺激，治疗时间为 15 分钟。

作用：给予偏振电流电刺激，促进乳汁分泌。疗程结束后根据患者主观症状和客观标准的变化来评价疗效。每次治疗 30 分钟，每天 1 次，1 个疗程 10 次。

2）对于乳汁郁积的妇女：通过手法按摩促进乳汁排出，同时辅助电刺激治疗，嘱让婴儿多吸，产妇自己多挤奶。

前 5 次治疗：

第 1 步，给予频率为 90Hz、脉宽为 150 微秒的电刺激，治疗时间为 10 分钟。

第 2 步，给予频率为 60Hz、脉宽为 250 微秒的电刺激，治疗时间为 10 分钟。

第 3 步，给予频率为 5Hz、脉宽为 200 微秒的电刺激，治疗时间为 10 分钟。

后 5 次治疗：

第 1 步，给予频率为 2Hz、脉宽为 220 微秒的电刺激，治疗时间为 10 分钟。

第 2 步，给予频率为 5Hz、脉宽为 200 微秒的电刺激，治疗时间为 10 分钟。

第 3 步，给予频率为 90Hz、脉宽为 150 微秒的电刺激，治疗时间为 10 分钟。

疗程结束后根据患者主观症状和客观标准的变化来评价疗效。每次治疗 30 分钟，每天 1 次，1 个疗程 10 次。

3）对于乳房下垂的妇女：给予频率为 40Hz、脉宽为 320 微秒的电刺激。作用：锻炼和加强胸大肌和肩部斜方肌、肩胛肌的肌肉力量，防止乳房继续下垂。电极片一般贴在要锻炼的肌肉两头的肌腱处。

疗程结束后根据患者主观症状和客观标准的变化来评价疗效，决定是否需要加做第 2 个疗程，以巩固治疗效果。每次治疗 30 分钟，每星期两次，1 个疗程 10 次，2 个月后进行第 2 个疗程。

10. 腹直肌分离

（1）适用人群：腹直肌分离>3cm 的妇女。

（2）注意事项：

1）如盆底肌力<3 级，需先行盆底康复治疗，待盆底肌力恢复到 3 级或以上才能行腹直肌分离治疗。

2）月经期不治疗。

（3）操作流程：由治疗师结合每位患者的情况设计专用电刺激治疗程序，针对腹直肌、腹横肌、腹斜肌的生物电参数，采用不同的频率、脉宽的仿生物电，对腹直肌、腹横肌、腹斜肌进行刺激，对腹部主要肌群进行强化治疗，从而使分离的肌群恢复正常。

第一阶段刺激参数：频率为 30Hz，脉宽为 200 微秒，治疗时间为 8 分钟。

第二阶段刺激参数：频率为 75Hz，脉宽为 400 微秒，治疗时间为 8 分钟。

第三阶段刺激参数：频率为 4Hz，脉宽为 300 微秒，治疗时间为 7 分钟。

第四阶段刺激参数：频率为 3Hz，脉宽为 150 微秒，治疗时间为 7 分钟。

每次治疗 30 分钟，每周治疗 5 次，每个疗程 10 次。疗程结束后根据患者主观症状和客观标准的变化来评价疗效，决定是否需要加做第2个疗程。下一个疗程可在上个疗程结束后立即开始。

11. 耻骨联合分离

（1）适用人群：产后有耻骨联合分离疼痛的妇女。

（2）注意事项：治疗前应排除骨盆骨折、畸形等情况，可做进一步检查，包括骨盆X线检查等。

（3）操作流程：运用频率为1Hz、脉宽为300微秒的电刺激，电极片置于耻骨联合区域，治疗时间为30分钟。疗程结束后根据患者主观症状和客观标准的变化来评价疗效，决定是否需要加做第2个疗程。每次治疗30分钟，每周5次，每个疗程5次。

12. 子宫复旧不良

（1）适用人群：产后子宫收缩差、产后子宫有小于2cm残留物的患者。

（2）注意事项：

1）电极片贴于下腹部和腰骶部，左右应对称。

2）如果治疗后有少量出血，不超过月经量，为治疗的正常反应，不影响治疗。

（3）操作流程。

1）第一组，前5次治疗：给予频率为1Hz、脉宽为270微秒的电刺激，治疗时间为10分钟；给予频率为40Hz、脉宽为320微秒的电刺激，治疗时间为10分钟；给予频率为3Hz、脉宽为150微秒的电刺激，治疗时间为10分钟。

2）第二组，后5次治疗：给予频率为85Hz、脉宽为100微秒的电刺激，治疗时间为10分钟；给予频率为40Hz、脉宽为320微秒的电刺激，治疗时间为10分钟；给予频率为3Hz、脉宽为150微秒的电刺激，治疗时间为10分钟。

每次治疗30分钟，每周治疗5次，1个疗程为10次。根据患者盆腔B超的复查结果决定是否需要紧接着再加第2个疗程。

13. 子宫内膜生长不良

（1）适用人群：子宫内膜薄、人流或清宫术后、辅助生殖手术前的患者。

（2）注意事项：

1）治疗前于排卵期测量子宫内膜厚度。

2）月经干净后连续治疗3~5天，每次治疗30分钟。

3）于排卵期进行阴道B超检查，测量子宫内膜厚度来评价疗效，决定是否下周期加做第2个疗程。

（3）操作流程：

1）第一种方案用PHENIX USB4电刺激（卵泡期进行）：用阴道探头，给予频率为40Hz、脉宽为250微秒的电刺激，持续30分钟。

2）第二种方案用PHENIX 8 PLUS ML36。

第一个阶段：选择MODERATE HEMO ACCELERATION处方，A1+和A1-通道连接阴道探头，置于阴道内，A2+和A2-电极片置于脐上和脊柱上相对应，B1+和B1-、B2+和B2-电极片贴于下腹部和腰骶部，开启治疗，分别调节电流至患者出现明显的麻胀等感觉。治疗时间为 20 分钟。

第二个阶段：选择 INTENSE HEMO ACCELERATION 处方，A1＋和 A1－通道连接阴道探头，置于阴道内，A2＋和 A2－电极片置于脐上和脊柱上相对应，B1＋和 B1－、B2＋和 B2－电极片分别贴于左、右足背和腹股沟中点，开启治疗，分别调节电流至患者出现明显的麻胀等感觉。治疗时间为 20 分钟。

14. 血液淋巴回流障碍

（1）适用人群：全身水肿，尤其是下肢水肿者。

（2）操作流程：PHENIX 8 PLUS ML36。

第一个阶段：选择 MODERATE HEMO/LYMPHO ACCELERATION 处方，电极片置于血管走行方向，如为下肢水肿，电极片分别置于双侧足背、腓肠肌、腹股沟区，开启治疗，分别调节电流至患者出现明显的麻胀等感觉。治疗时间为 20 分钟。

第二个阶段：选择 INTENSE HEMO/LYMPHO ACCELERATION 处方，电极片置于血管走行方向，如为下肢水肿，电极片分别置于双侧足背、腓肠肌、腹股沟区以及腹主动脉走行的腹侧和背侧相对应处，开启治疗，分别调节电流至患者出现明显的麻胀等感觉。治疗时间为 20 分钟。隔天治疗一次，每个疗程 5~10 次。

15. 尿潴留

（1）适用人群：妇产科术后尿潴留患者。

（2）注意事项：治疗前 15 分钟应先夹闭导尿管，结束后再打开。

（3）操作流程：

1）可于患者膀胱区及腰骶部贴一对电极片，或者在腰骶部双侧贴一对电极片。

2）给予频率为 35Hz、脉宽为 200 微秒的电刺激，持续 30 分钟。

3）每天 1 或 2 次，每个疗程 10 次。

4）疗程结束后根据患者主观症状和客观标准的变化来评价疗效，决定是否需要加做第 2 个疗程。

16. 肥胖

（1）适用人群：轻、中度肥胖患者。

（2）注意事项：嘱咐患者治疗期间不能吃夜宵及任何含糖分的食物，并保持良好的、规律的睡眠及饮食习惯，从而使机体形成良好的、正常的脂肪代谢循环。

（3）操作流程：对于食源性肥胖患者，治疗方案如下。

1）第一阶段："脂解＋电刺激耗能 30 分钟"。①将均匀涂抹润滑膏的超声板，放在患者需要减肥的部位，用橡胶带绑好。治疗强度不宜过大，以患者有轻微发热感为限。②将电极片贴于需要减肥的区域，如腹部肥胖时，贴在腰两侧腹外斜肌的起点处。③电流的大小以患者不感到疼痛为标准，但需调至患者能忍受的最大强度，以使肌肉强烈收缩。

2）第二阶段：排泄 15 分钟。①大循环：电极片置于腹主动脉上，肚脐与剑突中点和腰背部前后相对应处。注意：此排泄适合严重循环不良的人群，但不能用在患者月经期。②小循环：电极片置于双下肢足背和腹股沟中点，电流大小以有敲打、循环感为宜，不必加到最大，一般在 25mA 以下。

3）治疗前后测量松弛和脂肪堆积部位的周围，对比数据，分析治疗效果。对于水肿性肥胖和纤维性肥胖，选择相对应的处方，治疗方案类似食源性肥胖。

第三节　盆底磁治疗

磁治疗是一种新型非创伤性治疗神经系统的方法，是利用时变的电流流过线圈产生时变的磁场，从而在组织内产生感应电流，使某些可兴奋组织产生兴奋的治疗技术。磁治疗具有无创、安全、无不良反应等优点，不会引起疼痛，也无须在肛门或阴道放置电极，是一种更加便捷和安全的治疗方法（图 3-4）。

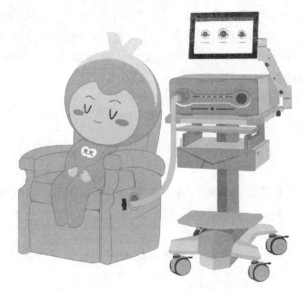

图 3-4　盆底磁治疗

一、磁治疗参数

磁治疗有 4 个主要参数：强度、频率、串刺激时间、串间间歇。强度（Intensity）指刺激线圈表面产生的磁感应强度（Tesla，T，特斯拉）；频率（Frequency，Hz）指每秒钟输出多少个脉冲；串刺激时间指刺激从始到终的时间；串间间歇（Inter-Train Interval，ITI）指多少秒有一串刺激，包含串刺激时间以及每串刺激时间和每串之间没有输出的时间。

二、磁治疗的原理

磁治疗是在一组高压大容量的电容上充电，用电子开关向磁场刺激线圈放电，不到

1毫秒内流过数千安培的脉冲电流，瞬时功率达到几十兆瓦，刺激线圈表面产生的脉冲磁场可达1~6 T。磁场本身并不兴奋神经组织，而是运动磁场的感应电压产生电流的刺激作用。感应电压与磁场变化速度呈正比。磁场通过高阻抗组织（如颅骨、头皮）不会衰减磁场强度，也不会影响脑组织中产生的感应电压。感应电流与组织的导电性能呈正比。皮肤、脂肪或骨骼的阻抗高，感应电流就小，所以几乎不兴奋疼痛感受器，这样就使得磁治疗是无痛的。根据电磁感应原理，在线圈上的盆底肌产生反向感应电流，改变细胞膜电位，当感应电流强度超过神经组织的兴奋阈值时，就会引起局部盆底神经细胞去极化，引起兴奋性动作电位，产生一系列生理生化反应（图3-5）。磁治疗可刺激盆底肌收缩，促进盆底血液循环，增加肌纤维募集数量，激活盆底神经，促进神经生长。将磁治疗线圈置于骶部，直接刺激骶神经，可调节神经功能。由于线圈较大，刺激范围广，可同时刺激多根神经根，对于急迫性尿失禁、神经源性膀胱、尿潴留等均有良好的疗效。

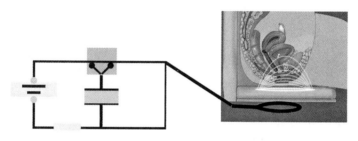

图3-5　盆底磁治疗作用原理

三、磁治疗的临床应用

（一）压力性尿失禁

连续性磁治疗通过对盆底神经末梢和运动终板的重复活动来增强盆底肌力量，从而加强其对尿道、阴道前部和膀胱的支持作用，是目前SUI保守治疗的方法之一。同时，磁治疗可以明显降低漏尿量和尿失禁的次数，并明显增加初次尿意膀胱容量和膀胱最大容量。除此以外，盆底磁治疗患者可以感受到会阴肌肉的收缩，这有助于患者辨认盆底肌肉，指导患者正确锻炼。

（二）急迫性尿失禁

磁治疗能增加膀胱容积，抑制逼尿肌的活动。

（三）膀胱过度活动

磁治疗可以通过刺激盆底神经的肛门直肠分支、阴部神经来抑制逼尿肌过度活动。另外，刺激盆底的感觉传入神经通路也可直接在脊髓水平或经其他神经旁路抑制逼尿肌运动神经元的冲动，从而抑制排尿反射或逼尿肌不稳定收缩和反射亢进。

（四）遗尿

磁治疗能够通过提高功能性膀胱容量，对单纯性遗尿起到快速的抑制作用。

（五）神经源性膀胱

通过直接刺激膀胱区，能够增加逼尿肌反射，刺激骶神经区激活低位中枢神经反射，从而帮助排尿功能恢复；也可通过刺激经阴部神经传入纤维，通过神经元连接至骶髓逼尿肌核，抑制逼尿肌核兴奋，再经盆神经至逼尿肌，抑制逼尿肌收缩；刺激阴部神经传出纤维，增强肛提肌及其他盆底肌及尿道周围横纹肌的功能，提高尿道关闭压，起到治疗的作用。

（六）排便障碍

磁治疗可用于慢传输型便秘，减少患者排便困难的程度，改善大便性状和直肠感觉。对于产后粪失禁，磁治疗刺激骶神经根，可以增加患者肛门内压、会阴收缩压力，改善症状。

（七）慢性盆腔疼痛

磁治疗能够刺激盆底组织和骶神经，促进盆底肌被动收缩，改善盆底血液循环，缓解疼痛。

磁治疗具有安全、无痛、无创、无侵入、无须脱衣裤等特点，可对盆底功能障碍性疾病起到良好的治疗作用。

四、磁治疗的禁忌证

（1）处于癫痫发作期的患者禁用。

（2）刺激部位出血急性期的患者禁用。

（3）靠近刺激部位有植入性金属或电子仪器（如金属节育环、心脏起搏器等）的患者禁用。

（4）肿瘤患者禁用。

（5）孕妇禁用。

第四节　肌筋膜手法治疗

广义地讲，肌筋膜（Myofascia，MF）手法治疗是指所有类型的以肌筋膜为重点的[（包括肌肉、结缔组织（Connective Tissue，CT）和神经肌接头]躯体疗法，此外还可能包括结缔组织的连接部位。这些部位没有肌肉，CT 纤维变成了腱，而结缔组织连接在骨和骨之间时则成为韧带。

筋膜通常是指两类特殊的结缔组织，浅筋膜（疏松结缔组织）和深筋膜（致密结缔组织）。浅筋膜在皮肤的下面，毛细血管和淋巴管穿行于此，该层还有很多神经通过，皮下脂肪层与其相连。浅筋膜在储存多余的水分和代谢物方面具有很大的潜力，此外还能储存体内激素、神经递质的分解产物和其他化学物质。深筋膜是更坚韧和致密的物质。肌筋膜是包绕肌肉组织的特殊类型的深筋膜，一般指包绕肌肉的特定的筋膜，有时也指整个肌肉和筋膜。健康的肌筋膜可以承受相当程度的压力和牵张力，可以放松。肌筋膜也可以是连接肌肉和骨骼的肌腱和韧带，在连接部位筋膜的细胞膜变得扭曲并相互盘绕，增加了连接表面的面积，从而将其粘接在一起，增加了预防撕裂的能力。

一、基本原理

慢性盆腔疼痛在人群的患病率为 3.8%～14%，育龄女性为高发人群。常见的疼痛原因是生殖系统、泌尿系统、消化系统等内腔的病变。近年来，另一类由盆底肌肉和筋膜病变导致的慢性盆腔疼痛越来越受到关注，即盆底肌筋膜痛综合征（Myofascial Pain Syndrome，MPPS）。盆底肌筋膜痛综合征患者的疼痛来源于缩短、紧绷且有触痛的盆底肌肉和筋膜，伴有高度敏感的激发点，也就是扳机点。扳机点是骨骼肌或肌筋膜高张力束内最易受激惹的区域，该区域有压痛反应，可引起特异点的牵涉痛以及自主神经（植物神经）反射。扳机点亦可见于其他组织，如皮肤、脂肪组织、韧带、关节囊及骨膜等。扳机点有三个特征：①骨骼肌紧张带上有压痛点；②有可预见的牵涉痛；③按压局部，痛觉过敏。扳机点分为活跃扳机点和潜在扳机点。活跃扳机点在肌肉活动和静息状态下均可导致疼痛，疼痛较持续、明显；潜在扳机点一般情况下不引起症状或只有轻微的疼痛。在日常活动中，肌肉得到有效拉伸之后，活跃扳机点可转化为潜在扳机点。反之，潜在扳机点在沉寂数年之后亦可转变成活跃扳机点。

二、盆底临床应用

慢性盆腔疼痛的临床表现为骨盆、阴道、外阴、直肠或膀胱等部位的疼痛，可伴有膀胱过度活动、便秘或性交痛等症状，严重影响患者的生活质量。盆底肌筋膜痛综合征的诊断主要是临床诊断，查体时可感觉到紧绷的盆底肌肉群形成大块坚实的肌肉层，常伴有琴弦样紧束带和疼痛扳机点。肌筋膜手法治疗是盆底肌筋膜疼痛的一线疗法，当找到扳机点时，通过按压扳机点可提高肌筋膜内感受器的痛觉阈值，减轻疼痛的敏感性。其实施过程基本安全无创，患者易于接受。

维系扳机点的因素可激活潜在扳机点使之成为活跃扳机点，亦可在间隔一定时间后再次激活成为扳机点，因此即使治疗效果良好，亦不容忽视病因治疗。常见的治疗方法如下。

（1）牵拉肌肉：垂直肌纤维方向拉伸短缩的肌纤维，降低神经兴奋，缓解肌痉挛，促进血液循环，改善组织代谢。

（2）深部按压法（缺血性按压）：手指持续按压扳机点 8～10 秒（可重复多次，总时间不超过 1 分钟），随着疼痛感觉减轻可逐渐增加压力，扳机点张力减退或不再敏感时，可以去除压力。

（3）震颤法：对于直接按压没有软化反应的部位，可以直接在扳机点上方用震颤法。震颤通过刺激周围的神经帮助转移肌肉的疼痛知觉。震颤法放松扳机点，以轻度按压开始，同时施加一个上下震动的动作，时间与深部按压法相同。

（4）剥法（深部轻抚）：沿肌纤维长度实施的深度轻抚。如果轻抚足够深，则剥法不再是沿皮肤表面滑行而是在下层组织移动，那么它更确切的名称应是纵向摩擦。剥法沿紧张带的长度施行，通过整个扳机点区域，可以帮助缓解肌筋膜疼痛的症状和体征。

第五节　骶神经调控

一、概述

骶神经调控是利用介入技术将低频电脉冲连续施加于特定骶神经，以此兴奋或抑制神经通路，调节异常的骶神经反射弧，进而影响并调节膀胱、尿道、肛门括约肌、盆底等骶神经支配靶器官的功能，从而达到治疗效果的一种神经调节技术。

（一）发展历史

虽然骶神经调控于 1997 年才被美国食品药品管理局（FDA）批准用于临床，但是骶神经电调节治疗排尿功能障碍这一概念可以追溯到 50 年前。20 世纪 60 年代，心脏起搏器取得成功后，人们试图通过电刺激驱动身体其他器官工作的热情开始高涨。20 世纪 70 年代初，美国国立卫生研究院（NIH）开始了一系列研究，目标是通过电刺激获得协同排尿。虽然这个目标没有完全实现，但获得了间歇性排尿，标志着骶神经调控的黎明已经到来。

在美敦力公司的资助下，Schmidt 等人于 1979 年开始在美国加州大学旧金山分校开展骶神经调控（SNS/SNM）的动物实验，1981 年又在加州大学率先启动了 SNM 的临床研究计划，并于 1989 年首次报道了 22 例患者应用 SNM 治疗慢性排尿功能障碍的成功经验。

在欧洲，1994 年 SNM 通过了 CE 认证并应用于临床；同年，Matzel 等报道了 SNM 在粪失禁患者中应用的成功经验。在美国，1997 年 FDA 批准将 SNM 用于治疗急迫性尿失禁，1999 年又批准用于治疗尿频－尿急综合征和尿潴留。

随着人们的不断努力和尝试，在过去的十几年中，SNM 经历了巨大的技术革新，包括倒刺电极、术中 X 线透视技术以及小型化刺激器的应用。

最初，在测试阶段使用的是临时测试电极，植入阶段需要拔除临时电极，在全身麻醉下将永久四极电极和刺激器同时埋入体内。由于后一阶段使用全身麻醉，术中无法观察到患者对刺激的感觉应答。2003 年，Spinelli 等人将新型倒刺电极应用于临床，这种电极带有四个硅胶倒刺，能够自己固定。测试阶段就可以经皮穿刺放置此种电极，同时术中结合 X 线透视技术明显提高了电极放置的精确率。使用新型倒刺电极后，电极的移位率由原来的 50％减少到 10％，测试阳性率由原来的 29％提高到 90％，测试的时间延长，测试成功后不用更换电极，因此具有很大的优越性。

近年来，刺激器的埋置部位也发生了变化，由原来埋置在前腹壁改为埋植在臀部，因此减少了疼痛等不良反应，同时因为术中不用重新摆体位而缩短了手术时间。

2006年，欧洲和美国均批准将 Interstim Ⅱ 刺激器应用于临床。Interstim Ⅱ 刺激器的体积和重量比原来减少 50% 以上，且可以不用延长线而直接同电极连接，使永久植入更简单、更微创。欧洲的多中心研究表明，使用 Interstim Ⅱ 刺激器能明显缩短手术时间，减轻患者的不适。目前，采用"一拖二"方式同时刺激双侧骶神经的刺激器也在开发中。

随着 SNM 应用技术的不断革新，其临床适应证也在不断扩展。目前除了经典的适应证以外，SNM 还被越来越多地应用于间质性膀胱炎、慢性盆底疼痛、粪失禁、便秘以及神经源性膀胱的治疗中，并取得了一定的疗效。

（二）作用机制

1. 排尿的神经解剖学和神经电生理学

了解控制排尿的神经通路的解剖学以及神经电生理学，对理解电刺激影响下尿路功能的机制至关重要。

（1）传入通路：膀胱传入神经由两种轴突组成，小髓鞘的 Aδ 纤维（与机体痛觉、温度觉、触压觉有关）和无髓鞘的 C 纤维。Aδ 纤维传递膀胱胀满、膀胱壁牵张的机械感受器的信号，介导正常的排尿反射。C 纤维在通常情况下处于"沉默"状态，主要传导来自膀胱伤害感受器的冲动，如高温高热和化学刺激所产生的痛觉，故当膀胱处在激惹环境时才被激活，传递有害刺激信号，激发疼痛感觉，因此这被看作一种防御机制。如 C 纤维可传导泌尿系统感染对伤害感受器的刺激，产生尿频和尿急，有助于细菌和刺激性物质排出体外。在脊髓损伤和多发性硬化等疾病中，这种 C 纤维的作用和触发膀胱过度反射有关，这种膀胱过度反射或膀胱过度活动（DO）可以通过阻断 C 纤维活动或干扰脊髓反射通路而被抑制。但在正常情况下，C 纤维一般不起作用。另外，肌肉、会阴皮肤的躯体传入神经对于感知膀胱充盈、启动排尿反射也很重要。会阴部位的神经传入可以让我们感知周围环境或者获得性快感。

（2）传出通路：排尿反射不仅需要膀胱感受器感受到脊髓的传入冲动，还需要从脊髓到膀胱的传出通路。盆底肌肉主要接受阴部神经支配，阴部神经在抵达坐骶韧带的近端处发出分支，支配尿道括约肌和肛提肌，尿道括约肌张力的 70% 取决于 S_3 腹侧根的传出纤维的活动，其余 30% 则取决于 S_2 和 S_4。走行于盆腔神经丛的骶副交感神经节前纤维是膀胱的主要兴奋性传出神经。骶副交感节前神经纤维走行于盆神经内，节前轴突汇入膀胱表面的神经节细胞，膀胱壁内的副交感神经节细胞通过释放乙酰胆碱兴奋逼尿肌。起源于脊髓胸腰段（$T_{10} \sim L_2$）的交感神经传出通路能抑制膀胱、兴奋膀胱颈和近端尿道。

2. SNM 影响下尿路功能的机制

人体对下尿路功能的控制是一个涉及外周神经系统和中枢神经系统的复杂而多层次的过程。当神经系统发生病变或损伤后，会出现多种下尿路功能障碍（如尿急、尿频、尿失禁、排尿困难）和（或）肠道功能障碍（粪失禁、便秘），严重影响患者的生命质量和身体健康。

骶神经调控（Sacral Neuromodulation，SNS/SNM）是各种难治性下尿路功能障碍及肠道功能障碍保守治疗失败后的一种行之有效的治疗手段。SNM 刺激骶髓神经根，主要通过躯体传入神经成分产生对下尿路功能的影响。起效的刺激强度并没有激活横纹肌的运动，也没有引起内脏神经甚至 Aδ 纤维的反应。

SNM 已被证实是传统治疗效果不佳的顽固性下尿路功能障碍（急迫性尿失禁、尿频－尿急综合征和自发性、非梗阻性尿潴留）的有效治疗手段，被美国 FDA 批准作为正规治疗手段予以推广。

在膀胱过度活动患者中，SNM 通过刺激骶神经的躯体传入成分抑制膀胱传入活动，阻断异常感觉向脊髓和大脑传递；抑制中间神经元向脑桥排尿中枢的感觉传递；直接抑制传出通路上的骶副交感节前神经元；同时还能够抑制膀胱－尿道反射，关闭膀胱颈口。这种机制阻止了非随意排尿（反射排尿），但并不抑制随意排尿，故 SNM 治疗膀胱过度活动的机制与骶髓传入冲动对排尿反射的调节有关。有资料显示，分布于膀胱的骶神经传出冲动受来自体神经和内脏神经传入冲动的抑制，如尿急时活动下肢和交叉双腿可抑制尿急感、刺激外阴部（如性活动时）导致排尿踌躇等可能与刺激盆底骶神经而抑制骶髓传出冲动有关。

基于以上原理，临床上曾采用刺激下肢皮神经和会阴、阴道、阴茎皮肤以治疗急迫性尿失禁，并取得良好的疗效。经 S_3 骶神经调控便于电极固定，埋置电刺激发生器的部位稳定，也不易损伤该部位神经的其他功能。目前经 S_3 骶神经调控是最常用的途径。研究资料显示，经 S_3 骶神经调节可通过抑制与膀胱传入冲动相关的脊髓内间神经元的传导，阻断进入脊髓的传入冲动上行至中枢，最终抑制逼尿肌反射。由于并不干扰排尿反射的下行冲动，因此在排尿反射启动后并不影响逼尿肌的压力。

在非梗阻性尿潴留患者中，SNM 能帮助重塑盆底肌功能，使盆底肌松弛，启动排尿；同时能够抑制过强的保护性反射以及关闭尿道的兴奋作用，促进膀胱排空。

最初神经源性膀胱并未被认为是 SNM 的适应证。有研究发现，SNM 在神经源性膀胱患者中也能取得很好的疗效。2010 年，欧洲泌尿杂志上发表了一篇关于 SNM 治疗神经源性下尿路功能障碍的系统回顾和 Meta 分析。文章筛选了 26 项独立的研究，共 357 例患者。体验治疗阶段的成功率为 68.0%，不良反应发生率为 0；永久置入后平均随访 26 个月，成功率为 92.0%，不良反应发生率为 24.0%。从数据上看，其同非神经源性膀胱的有效性和安全性相近，但缺乏随机对照研究。

对于神经源性膀胱患者，SNM 能通过阴部神经传入来抑制膀胱副交感节前神经元、盆神经向膀胱的传出；能够激活脊髓中协调膀胱和括约肌功能的中间神经元，排空膀胱；能抑制由 C 纤维传导通路介导的膀胱过度反射。另外，神经源性膀胱患者经常多种症状并存，有时候 SNM 并不能将每种症状都改善（超过 50%）。而且对于哪种病因导致的神经源性膀胱对 SNM 的反应较好，尚不能做出准确地判断。但是，在患者的各种症状中，测试阶段排尿困难的改善率明显低于尿频、尿急、尿失禁以及便秘，这不同于非神经源性膀胱患者人群中的疗效分布。非神经源性尿潴留的原因可能是盆底过度活动以及中枢对盆底控制的丧失，SNM 可能通过引导患者重建盆底功能，抑制尿道的保护性反射，从而促进膀胱排空，而不是直接诱发逼尿肌收缩。然而，神经源性膀胱患者的排尿困难均源于逼尿肌括约肌协同失调和逼尿肌收缩力减弱。尽管有些患者排尿困难有所减轻，残余尿量减少，但也仅仅是因为尿道阻力变小了，仍然需要 Valsalva 法排尿。

故对于多种症状并存的神经源性膀胱患者，SNM 或许不能改善所有临床症状，但只要能明显改善某一种症状，与其他治疗方法相结合也是一种可行的治疗方案。

慢性间质性膀胱炎/盆腔疼痛综合征（Interstitial Cystitis/Pelvic Pain Syndrome, IC/PBS）是一种表现为尿急、尿频、膀胱疼痛（与膀胱充盈/排空相关）或盆腔部位疼痛的临床症候群。患者经常会表现为排尿障碍与疼痛的混合症状，并且会以其中一种表现为优势症状。文献报道此类患者的生活质量甚至比肾衰竭接受透析治疗的患者还差。

在 IC/PBS 患者中，SNM 能增强盆底肌的意识，减少盆底肌的过度活动，减轻 IC/PBS 症状，使表皮生长因子和抗增殖因子的水平恢复正常，阻断非正常的 C 纤维活动，抑制脊髓和脊髓上的异常排尿反射。

二、盆底临床应用

（一）适应证

SNM 可广泛应用于各种难治性下尿路功能障碍，如难治性急迫性尿失禁、顽固性尿频-尿急综合征、难治性 OAB、特发性尿潴留等。

（二）疗效

尿急、尿频和急迫性尿失禁严重影响医疗和生活质量。盆底肌再训练以及药物治疗失败时，SNM 为必须通过手术治疗的患者提供了一种选择。SNM 作为特发性尿急/尿频和急迫性尿失禁适应证的报告来源于两项研究。这两项研究将纳入患者随机分为主动治疗组和延迟治疗组，同时对病例系列和注册数据库进行大量前瞻性和回顾性报道。

Schmidt 团队于 1999 年报道了 SNM 治疗来自全球 16 个中心的 76 例难治性急迫性尿失禁患者的研究结果，纳入的患者被随机分为主动治疗组和延迟治疗组（对照组），研究持续 6 个月。积极接受 SNM 治疗的 34 名患者中，16 例（47％）尿失禁完全治愈，另有 10 例（29％）尿失禁次数减少超过 50％。在并发症方面，16％的患者 IPG 位点疼痛，19％产生植入物感染，7％导线移位。

在另一个相似的研究中，Hassouna（2000 年）团队随机抽取了来自 12 个中心的 51 名难治性尿急/尿频患者，并报道了他们从最初的 6 个月延长到 2 年期间接受 SNM 治疗的结果。6 个月时，接受 SNM 治疗患者的结果显示：每日排尿次数减少（16.9±9.7 to 9.3±5.1），排尿量增加（118±74ml to 226±124ml），尿急程度缓解（等级得分为 2.2±0.6 to 1.6±0.9），SF-36 生活质量评分表有所改善。6 个月后，关闭治疗组的刺激器，尿路症状则恢复到基线值。SNM 再次激活后，在未来 12 个月和 24 个月持续有效。

早期随机试验得出的有限但基本一致的结果来源于前瞻性研究（Shaker 和 Hassouna，1998；Siegel 等，2000；Janknegt 等，2001；Marcelissen 等，2010；Al-zahrani 等，2011）以及注册研究（Spinelli 等，2001；Hedlund 等，2002）。这些研究

评估了 SNM 的安全性、有效性以及对患者生活质量的影响。美国 FDA 批准的 SNM 注册试验（Pettit 等，2002）结果显示：62 名患有难治性尿急/尿频或急迫性尿失禁者中，37 人（60％）症状有 50％以上的改善。van Kerrebroeck 团队于 2007 年报道了一项为期 5 年的全球前瞻性研究，该研究针对不同适应证的 InterStim 设备植入患者和尿急/尿频、急迫性尿失禁患者，并在所有纳入患者中取得了良好的效果。值得注意的是，该研究包含了最初注册的试验患者，他们"横跨"了一项为期 5 年的前瞻性试验。不幸的是，本研究受一些未参加所有随访患者的影响，缺失了一些数据点，亚组分析问题具有挑战性。数据分析基于"最后的观察结果"，尽管有统计学上的不合理，这些数据仍然是这项技术的长期可用数据。意向性模型的单独分析仍然显示这些数据体现了明确的长期疗效，尽管低于最后的观察分析。有学者试图将成功率或改善百分比提高到 50％至 70％，以获得真正的测试结果，并将安慰剂现象最小化（Amend 等，2013）。

美国还进行了另一项意义深远的前瞻性研究，对特发性 OAB 的患者联合使用 200 单位的肉毒杆菌毒素注射剂（OnabotulinumtoxinA，OBTX－A）以评估 SNM 的疗效。另一项随机研究将植入 InterStim 刺激器与标准治疗进行对比（Siegel 等，2015）。

（三）其他

有证据表明，脊柱损伤的患者可从早期 SNM 干预中获益，但是目前尚无系统的研究证明 SNM 是神经源性膀胱的应用指征，其限制主要是很多神经系统疾病患者需要接受 MRI 检查。Scheepens 等提到神经源性膀胱是 SNM 治疗成功的阴性预测因子之一。

Wöllner 等提出神经源性膀胱患者在植入临时起搏器的测试阶段须进行尿动力学检查，以评价疗效，从而决定是否植入永久起搏器。在永久起搏器植入之后的 2～4 个月，仍需要行尿动力学检查以进一步客观评估 SNM 的疗效。

欧洲间质性膀胱炎研究协会建议，膀胱疼痛综合征（Bladder Pain Syndrome）的诊断是基于与膀胱相关的慢性盆腔疼痛症状，包括由膀胱水扩张所导致的膀胱小球样出血（Bladder Glomerulations）症状。除了有疼痛症状外，膀胱疼痛综合征患者 100％合并尿频，96％有尿急症状，94％有夜尿。

第四届国际尿失禁咨询委员会（The fourth International Consultation of Incontinence，ICI）建议，对于难治性膀胱疼痛综合征患者，在采取大型手术如尿流改道前，应考虑进行 SNM 治疗。

Whitmore 等报道了一项多中心、前瞻性观测试验研究，纳入 33 位顽固性间质性膀胱炎患者。在 SNM 治疗后，患者每日的排尿次数、平均和最大排尿量以及疼痛评分均显著改善（$P < 0.05$），O'Leary－Sant 间质性膀胱炎症状指数（O'Leary－Sant Interstitial Cystitis Symptom Index，ICSI）和间质性膀胱炎问题指数（Interstitial Cystitis Problem Index，ICPI）均在治疗后明显降低（$P < 0.05$）。

对于粪失禁患者，在治疗前应详细了解患者的病史并对患者行体格检查（包括直肠指诊），以排除相关脱垂；同时应进行神经功能评估，并行肛门镜和（或）直肠镜检查。在保守治疗失败后，应进一步整体评估患者的肛门括约肌复合体，可应用直肠内超声检查（有额外测压功能）、肌电图、MRI 和排便造影等。

一项 Ortiz 研究纳入 48 名经保守治疗失败的特发性便秘患者，用排便功能日记和

Wexner 便秘评分评价患者的排便状况。分析显示，在最近一次随访中（中位随访 25.6 个月），只有 29.2% 的患者治疗成功。研究认为，对于顽固性便秘，在常规推荐的意向性治疗的基础上进行 SNM 治疗，其实际疗效有限。故目前对于特发性便秘患者是否应行 SNM 治疗，仍存在一定的争议。

三、标准操作流程

SNM 分为两个阶段：第一阶段为骶神经调节体外体验治疗，第二阶段为骶神经刺激器永久性植入。

（一）术前准备

通常情况下，采用局部麻醉，患者不需要特殊准备。为取得更好的术中影像效果，建议术前口服缓泻药物并灌肠。

SNM 刺激器植入后严重的并发症是伤口感染。报道的伤口感染率为 2%～11%，最常见的是金黄色葡萄球菌引起的感染。术前预防感染推荐采用第一、第二代头孢菌素，术前 1 小时内单剂量使用，术后根据手术时间、易感因素等酌情增加使用时间。

（二）解剖概要

常用的 S_3 骶孔定位法有以下几种。

1. X 线透视下十字定位法

患者取俯卧位，前后位透视下，以金属丝状物或穿刺针确定并标记骶骨中线，确定骶髂关节，做双侧骶髂关节下端连线，此连线与 S_3 弓状缘相对应。连线与中线交点左右旁开约 2cm 即为左右 S_3 骶神经孔的位置。确定对应的体表投影（图 3-6A），由于骶孔纵轴方向不与体表垂直，通常穿刺点选择该投影位置上方 2cm，并与皮肤表面呈 60° 斜向下方。侧位透视下 S_3 骶神经孔位于髂骨与骶骨交界处（图 3-6B）。若使用倒刺永久性植入电极进行骶神经调节体外体验治疗，高度推荐使用此定位方法。

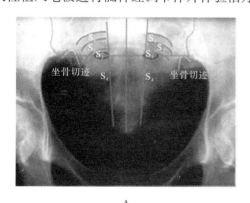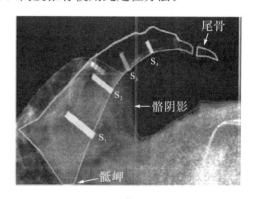

A　　　　　　　　　　　　　　B

图 3-6　X 线透视下 S_3 骶神经孔十字定位法

2. 内上缘定位法

正常解剖结构患者 S_3 神经从 S_3 神经孔的内上方出骶孔，继续延展。故穿刺针的尖端应尽量贴骶孔内侧缘上方。C臂前后位识别并在皮肤上标记双侧骶孔内侧缘，内侧缘多与中线平行（图 3-7A）。变换 C 臂侧位，定位 S_3 神经孔的骨融合面－骶髂阴影连线与骶前表面交汇处的下方第一个小丘所在的直线（图 3-7B）。将 S_3 小丘头侧终末点设为穿刺针的"靶点"。手持金属丝状物或穿刺针在已标记的内侧缘上寻找皮肤穿刺点，使尖端在侧位片上显影，与靶点的连线平行于骨融合面（图 3-7C）。标记这个皮肤穿刺点，完成定位。内侧缘定位法更精准，受患者身材影响小，可缩短术中穿刺时间，易获得理想应答，是目前欧美较为推崇的标准定位方式。

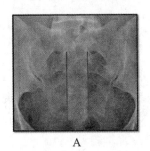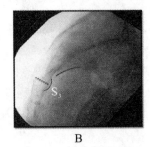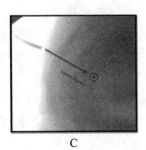

图 3-7　X线透视下 S_3 骶神经孔内上缘定位法

3. 坐骨切迹手触定位法

一般以两侧坐骨切迹连线与骶骨中线的交叉点作为体表水平标志线，标记为 S_3 骶孔水平线。交叉点两侧旁开 2cm 为 S_3 骶孔对应体表处。若使用临时测试电极进行骶神经调节体外体验治疗，可选择此定位方法。

4. 经尾骨尖测量定位法

沿骶骨中线，自尾骨尖端向上测量 9cm，旁开 2cm，为 S_3 骶孔对应体表处。若使用临时测试电极进行骶神经调节体外体验治疗，可选择此定位方法。

（三）标准手术步骤

1. 骶神经调节体外体验治疗阶段

患者在 X 线床上取俯卧位，下腹部垫高，使骶部位于水平位。小腿垫高，使膝关节屈曲，保证足趾悬空。骶尾部术野常规消毒、铺巾，并暴露肛门区及足部。通过前述定位方法确定皮肤进针点。一旦穿刺针进入 S_3 骶神经孔，则连接临时刺激器，测试患者的运动应答和感觉应答，以进一步确定穿刺部位是否正确。$S_2 \sim S_4$ 骶神经对电刺激的典型应答见表 3-1。

表 3-2　$S_2 \sim S_4$ 骶神经对电刺激的典型应答

骶神经	运动应答		感觉应答
	盆底	下肢	
S_2	肛门括约肌的表浅收缩	整个足部跖屈反射，小腿腓肠肌收缩，大腿/臀旋转运动	阴茎根部或阴道的收缩感
S_3	会阴部风箱样运动	大踇趾跖屈反射，偶伴其他足趾跖屈反射	直肠牵拉感，可向前延伸至阴囊或阴唇
S_4	会阴部风箱样运动	无下肢运动反射	仅有直肠牵拉感

术中可能会出现穿刺部位与神经反射不符的情况。如 X 线透视显示穿刺针位于 S_4 骶神经孔，但患者出现良好的 S_3 骶神经应答，此时，则应选择 S_4 骶神经孔作为电极的植入部位。

确定穿刺针位置正确后，拔除针芯，插入深度指示针，穿刺皮肤处做 0.5cm 切口，拔除穿刺针，仅留置深度指示针。将扩张器连同导入器套沿深度指示针置入 S_3 骶神经孔中，X 线侧位透视确定导入器深度标记位于骶骨 1/2 厚度处，拔除扩张器及深度指示针，仅留置导入器套。推荐使用弯头导丝将永久倒刺电极塑形，然后弯头朝向外侧置入导入器套中，尽量使前方 4 个电极触点贴近 S_3 骶神经，透视下调整电极深度，使触点 2 与触点 3 横跨骶骨前缘的内侧和外侧。用术中刺激器测试各个触点的运动应答及感觉应答，获得应答的触点数目越多，电压越低，电极位置越好。测试无误后，保持倒刺电极于原位不动，拔除导入器套，使倒刺释放固定电极。在电极同侧臀部外上方拟植入永久刺激器处做 3cm 左右的切口，用隧道器将倒刺电极尾端引出，并连接经皮延伸导线，进一步将经皮延伸导线经皮下隧道引至对侧臀部皮肤外。再次测试各触点反应无误，关闭臀部切口。推荐骶神经调节体外体验治疗的时间为 7～14 天。临床实践中可以根据具体情况延长骶神经调节体外体验治疗时间，但建议不超过 30 天。可根据患者症状改善程度，决定是否进入骶神经刺激器永久性植入阶段。术后使用抗生素预防感染。

2. 骶神经刺激器永久性植入阶段

患者取俯卧位，可采用局部麻醉或全身麻醉。常规术野消毒、铺巾。电极植入侧臀部外上方原切口处做 5cm 长的切口，寻找电极及经皮延伸导线，用扭力扳手将两者分离，沿切口对侧方向撤除经皮延伸导线，并于臀大肌表面游离出适合骶神经刺激器的皮下间隙作为囊袋。将电极通过延伸导线连接至骶神经刺激器，并植入游离好的囊袋内。在关闭切口前须使用医用程控仪进行阻抗等相关测试，以确保各部分连接正常，然后关闭切口。术后使用抗生素预防感染。

（四）电极位置的选择

S_3 是 SNM 的穿刺首选目标。目前文献认为，感觉应答和运动应答对手术成功均较重要。在术中如出现 S_3 穿刺困难或反应不佳的情况下，也可以将电极放在 S_4 或 S_2 上，但 S_2 上存在腿部异常感觉和运动的风险。

电极尽量放置在以上描述的"最佳标准位置"，应尽量在较小的刺激电压下，使 4 个电极触点均获得恰当的运动应答和（或）感觉应答。

（五）术后注意事项

各阶段术后即刻开始电调节治疗。

医师或技术人员需根据产品说明书和临床经验向患者详细讲解骶神经调节体外体验治疗阶段和骶神经刺激器永久性植入阶段的注意事项。

术后常见的不良反应包括植入位点疼痛、新发疼痛、电极移位、感染、技术或设备问题、肠道功能变化、短暂轻度的电击感等。出现任何上述不良反应，可能需要调节电压、应用抗生素或另外开展外科手术进行处理，并告知患者病症可能再次出现。

四、术后随访与管理

（一）程控与疗效管理

1. 程控原理

SNM 主要通过电刺激作用，利用合适的触点、特定的电刺激参数，直接刺激盆腔组织器官（阴道和肛门）或对神经通路活动产生影响，以改善储尿或排尿功能，从而达到长期有效地改善症状的目的。一般来说，程控主要涉及电极触点、电压、频率的选择及阻抗的测量。

2. 标准程控步骤

迄今为止，关于骶神经调控参数的选择尚没有一致的意见。程控的首要目的是改善患者症状（排尿日记），其次是产生最佳的感官反应。注意患者有无疼痛、电刺激感、失效、复发等不良反应。

（1）检查阻抗：在植入关闭切口阶段、程控获取基本信息或疗效不明显时需要检查设备的阻抗。突然失效（即患者没有电刺激感觉）时检测设备电极通路的完整性（<50Ohms 或>4000Ohms 提示存在短路或电极损伤）。

（2）骶神经调节体外体验治疗阶段：评估 7 种双极刺激模式，进行体验治疗（7~14 天）。骶神经刺激器永久性植入阶段：14 种程控组合，理论上 IPG 为"+"最省电，但因 IPG 植入部位疼痛、不适的刺激感，不建议设置。如果刺激有效，建议电压、脉宽、频率尽可能低，更强的刺激并不利于 SNM 治疗。

骶神经调节体外体验治疗阶段有七种刺激模式：

0−/3+1−/3+2−/0+3−/0+　0−1−/3+　1−2−/3+　　2−3−/0+

频率为 14Hz，脉宽为 210 微秒，每组两天。

（3）参数调整：目前对骶神经调节体外体验治疗阶段程控刺激参数及其具体意义仍然了解较少，绝大多数时候采取较小的电流，以延长电池的使用寿命。以下几点是参数调整的基本点：①一次调试，调整一个参数；②改变刺激位点；③增加电压；④增加刺激点：2 个以上电极触点为负极，通常 0−/3−成功率最高。

电压建议维持在 3.5V 以下，频率为 5~40Hz，一般选择 14Hz，脉宽为 210 微秒。

记录每一个调整相对应的患者反馈和感觉（已有专用表格）。

（4）调控原则：治疗疾病，最佳患者感官反应（阴道和肛门）。触点选择，最低电压，最佳感官反应。在效果相似的情况下，选择阻抗最小的模式。

（5）调控结果：改善率 0~49％，失败；改善率 50％~89％，有效；改善率 90％~100％，最佳病例。

3. 术后疗效管理

术后疗效管理主要包括以下几个方面：患者的日常管理（设置患者的期望值）、患者保健、活动限制、参数调整、药物治疗管理。

（1）骶神经调节体外体验治疗阶段患者的日常管理：记录术中患者最佳电极刺激位点、程控参数，以及详细的排尿日记，及时做好相关指标及电刺激参数的对应比较。

建议患者不要过度弯腰和活动，以避免电极移位。

调整患者心理状态，可采用 SF-36 生活质量评分表。Weil 等报道 SNM 治疗的相当一部分患者存在心理障碍或性虐待病史，研究发现这类患者往往骶神经调节体外体验治疗阶段效果理想，但骶神经刺激器永久性植入后疗效不能维持。82％既往有心理异常的患者骶神经刺激器永久性植入后效果欠佳，而没有心理异常的患者，只有 28％效果不佳。因此建议在骶神经刺激器永久性植入前进行心理测试或精神分析。研究证实，心理因素与 SNM 的疗效明显相关，SF-36 生活质量评分表显示精神状况越差，疗效越差。

术后 2~3 天摄盆腔正位及腰骶尾椎侧位 X 线片，明确电极的位置，有无电极断裂、移位。

刺激位点的选择：首先推荐 S_3。但 Govaert 报道 S_3 位点和 S_4 位点成功率相似，S_4 位点可作为 S_3 位点效果欠佳时的第一选择或补救方案。

IPG 植入关闭切口前和第一次调控时检测阻抗以获取基本信息做比较。出现任何问题都需要检测阻抗。

（2）治疗效果欠佳时程控参数调整：首先检测是否存在 UTI，其次检测设备电源是否关闭。

疗效欠佳时频率调整的意义：SNM 刺激频率对猫膀胱兴奋和抑制的调节实验发现，频率 2~5Hz 促进膀胱收缩，7~10Hz 抑制膀胱收缩。研究发现，提高频率至 40Hz 后，排尿困难、尿失禁、尿频症状改善最明显，改变刺激频率有助于改善骶神经调节体外体验治疗阶段效果欠佳患者的疗效。

失效或疗效降低的原因主要有电极、IPG 及连接线异常。首先检测阻抗以确定是否短路或开路。开路主要与电极断裂、延长线断裂、连接宽松有关，阻抗>4000Ω，患者一般没有电刺激感。阻抗正常的情况下，怀疑电极移位的话，改变刺激位点可能获得较佳刺激效果，若仍然没有改变，则需要二次手术。短路通常与液体进入连接处、电极线折叠有关。患者感觉不到电刺激可能提示电极位置有问题，一般阻抗测量<50Ω 的原因可能是连接部位过紧。如果仅仅是一个电极阻抗较高，通常采取调控，观测症状控制情况。如果多个电极阻抗较高，提示需要再次手术。若电刺激效果欠佳，但设备没有问题，建议行影像尿动力学检查。

若患者觉得刺激区域异常，建议程控并进一步了解刺激区域的具体位置。首先了解每个刺激电极支配的区域。若单极刺激效果不满意，则采用双极模式以明确选择电极刺激支配的区域。若刺激区域仍然欠佳，则需要移除或刺激另一侧。

如果效果仍然不佳，建议对另一侧进行骶神经调节体外体验治疗，或者双侧进行骶神经调节体外体验治疗，尤其是对于有积极效果的患者。

若要延长电池寿命，可以采取循环模式（开16秒，关8秒），在保证治疗效果的前提下，电压、频率、脉宽尽可能低。植入时电极电压一般为1~2V。若电压>5V，建议调整电极位置。植入后在保证治疗效果的前提下建议调控参数越低越好。

4. 出院随访

术后即刻开机，开机后若无明显不适，待参数调节完毕后即可出院。SNM的随访目前尚没有标准化方案推荐，主要取决于医师的治疗经验。一般是术后2周、2个月、4个月、12个月随访一次，以后每年一次，通过行体格检查、对比排尿日记、测量程控刺激参数，必要时关注患者精神心理状态，行心理评估及干预等。Van Kerrebroeck采用6周、半年、每年一次（检查程控参数及电极位置，评估患者的耐受力）的随访方式。

出院注意事项：

（1）术后的3~6周尽量避免扭腰、拉伸或者提重物的动作。

（2）植入膀胱起搏器（骶神经发生器系统）的患者应注意避免接触带有磁场的器具。声器或冰箱门、机场安全门、商店防盗门等都有可能导致神经刺激器的启动和关闭，若经常出入机场、酒店等场所，则建议携带识别卡以获得帮助。

（3）在进行其他治疗或检查前（如MRI、超声、热透疗法、放射治疗、碎石术、电凝术、心脏除颤等）应避免使用。

（4）跌倒或怀孕时可能由于盆底改变而导致电极发生移位，若永久植入后患者怀孕，则建议关闭刺激器。

（5）定期拍摄骶尾椎正、侧位片，教会患者使用遥控器，坚持记录排尿日记。

（二）并发症

SNM的并发症有感染、外伤、IPG植入部位疼痛、无电刺激感、伴或不伴阻抗异常的疗效降低等。Siegel总结了SNM治疗的并发症，并发症主要分为PNE相关和置入相关两大类。581位患者共进行了914次试验刺激，多数并发症与电极移位有关，占11.8%，不良反应中技术问题和疼痛各占2.6%和2.1%。219位患者永久植入后，主要出现的并发症是刺激器部位疼痛（15.3%）、新发疼痛（9%）、可疑电极移位（8.4%）、短暂电休克（5.5%）、电极部位疼痛（5.4%）、肠道功能不良反应（3.0%）。一些常见的不良反应包括技术问题、装置问题和月经周期改变引起的问题等。33.3%的患者需要植入神经刺激器和电极系统的外科修复（翻修），多数是因为怀疑电极移位和疼痛而翻修。Gaynor-krupnick等和Hi jaz及Vasada绘制了并发症处理示意图。Hijazetal报道了167位患者50人（约30%）取出电极，其中92.8%是因为效果不满意，8%（4/50）是因为感染。stage I翻修主要是因为边缘刺激（13/22）、皮下延长导线磨损（6/22）、电极感染（3/22）、电刺激位置不理想（1/22）。stage II共有11位患者翻修，前后刺激效果类似，测试阶段效果不理想可能是由于皮下延长导线后出血。

第六节　盆底神经电生理评估技术和生理基础

一、球海绵体反射（BCR）和坐骨球海绵体反射（ICR）

被检者取平卧位，地线置于大腿部，记录电极。使用同心针电极，分别插入左、右球海绵体（针电极 a）和坐骨球海绵体（针电极 b）（图 3-8）。刺激电极选用鞍状表面电极，置于耻骨联合处阴蒂，通过扫描记录观察肌电信号以确认针电极进入受检肌肉内。BCR 和 ICR 记录时电刺激强度为感觉阈的 7 倍，刺激频率为 2Hz，脉宽为 0.2 毫秒。针电极记录到肌电信号经叠加处理以消除与刺激无关的肌电信号，记录通频带 5~2kHz，分析时间 10ms/div，信号叠加 30~50 次，测定 BCR 和 ICR 潜伏期和波幅。正常已婚成年女性左侧 BCR 起始潜伏期为（44.93±8.85）毫秒，右侧 BCR 起始潜伏期为（45.64±8.21）毫秒，BCR 平均潜伏期为（45.37±8.46）毫秒。

BCR、ICR 是通过对阴蒂背神经的刺激，经过骶髓 2~5 反射弧（BCR 为 S_2~S_4、ICR 为 S_4~S_5），引起球海绵体、坐骨球海绵体的收缩，反映周围神经、骶髓以及传出运动纤维等组成的反射弧的完整性。

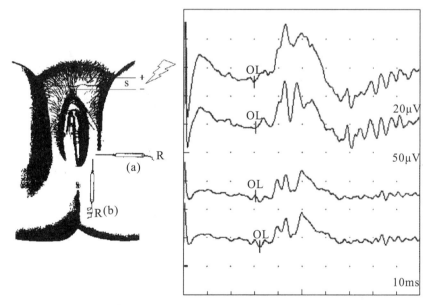

图 3-8　女性 BCR 和 ICR 记录方法和波形

二、盆底运动诱发电位

运动诱发电位（Motor Evoked Potential，MEP）应用瞬时高压电或高通量磁场刺激皮层运动区，通过兴奋运动皮层、下行通路及周围神经，在相应肌肉表面记录动作电位，传导途径多被认为是锥体束和周围神经运动纤维。盆底运动诱发电位（P-MEP）采用同心针电极在球海绵体或坐骨球海绵体记录 MEP，记录通频带 5Hz～2kHz，灵敏度 200mV/div，分析时间 10ms/div。电刺激采用桥式双极电极，皮层刺激部位在中央旁小叶（Cz～Fz），脊髓刺激在颈脊髓（T_1～C_5）、胸腰脊髓（T_{12}～T_{10}）和骶椎（S_1～L_4），刺激电压为 500～1000V，记录单次刺激的 MEP。P-MEP 直接潜伏期正常参考值为（31.10±3.50）毫秒。MEP 直接潜伏期延长无法鉴别是由中枢神经损害还是由周围神经损害引起，因此，必要时需测试中枢运动传导时间（Central Motor Conduction Time，CMCT），以明确损害部位。多段电刺激 MEP 可测定运动传导束在头颈段（CMCT 上）、中枢段（CMCT 下）、脊髓段（SCCT）和马尾段（CECT）的传导时间（图 3-9、图 3-10）。

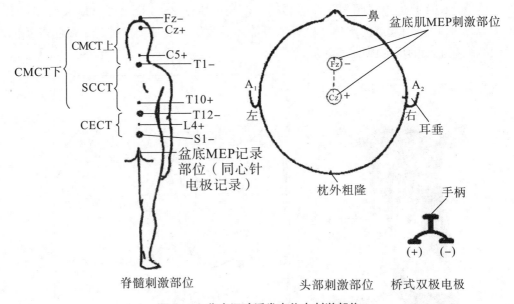

图 3-9　盆底运动诱发电位电刺激部位

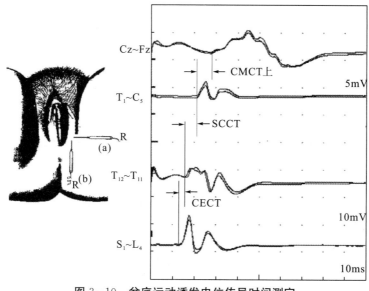

图 3-10　盆底运动诱发电位传导时间测定

三、阴部神经体感诱发电位

被检者取平卧位，地线置于大腿部，刺激电极选用鞍状表面电极，置于耻骨联合处的阴蒂，采用针电极或表面在 Pz 导联记录阴部神经体感诱发电位（P-SSEP），参考电极为 Fz 导联。频率为 2Hz，脉宽为 0.20 毫秒，记录通频带 10Hz～5kHz，灵敏度 $10\mu V/div$，分析时间 10ms/div，信号叠加 100～200 次。分析第一个正相波 P41 波潜伏期和 P41-N50 波幅。正常已婚成年女性 P-SSEP 的 P41 波潜伏期为 （37.36±1.94） 毫秒，波幅为 （2.84±1.75）μV（图 3-11）。女性 P-SSEP 反映阴蒂背神经→会阴神经→阴部神经→骶神经后根→脊髓后索→丘脑→大脑皮层感觉区传导通路功能。

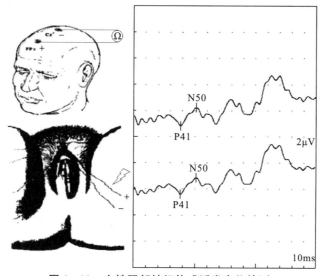

图 3-11　女性阴部神经体感诱发电位检测

四、电生理评估的临床应用

(一)神经源性膀胱

膀胱是一个中空的肌性器官,主要由平滑肌构成。膀胱与尿道连接处为内括约肌,属于平滑肌;其外部为外括约肌,属于横纹肌。

支配膀胱逼尿肌和内括约肌的是盆神经和腹下神经,支配外括约肌的是阴部神经。这些神经分别含有传出神经纤维和传入神经纤维(图3-12)。

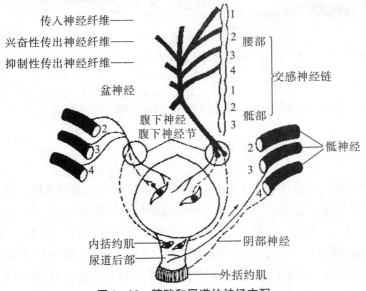

传入神经纤维——
兴奋性传出神经纤维——
抑制性传出神经纤维——
盆神经
腰部
交感神经链
骶部
腹下神经
腹下神经节
骶神经
内括约肌
尿道后部
阴部神经
外括约肌

图3-12 膀胱和尿道的神经支配

盆神经含有副交感神经纤维,它从脊髓骶段2~4节的侧部发出,支配膀胱逼尿肌和内括约肌。当该神经兴奋时,其传出的冲动使膀胱逼尿肌收缩,尿道内括约肌松弛,从而促使排尿。腹下神经含有交感神经纤维,它从脊髓腰段的侧角发出,到达膀胱和内括约肌。当腹下神经兴奋时,其传出的冲动能使膀胱逼尿肌松弛,尿道内括约肌收缩,从而阻止排尿。阴部神经属于躯体神经,其活动受意识控制,它从脊髓骶段2~4节的前角发出,支配尿道外括约肌。当阴部神经兴奋时,能使外括约肌收缩,阻止排尿。当阴部神经受到反射性抑制时,外括约肌则松弛,有利于排尿。

排尿是一种反射活动,当膀胱内尿量增多到400~500ml时,膀胱壁牵张感受器受牵拉兴奋,冲动沿盆神经传入,到达脊髓骶段的排尿反射初级中枢的同时,也向脑干和大脑排尿反射高级中枢传导,从而产生尿意。如果条件允许排尿,冲动便沿着盆神经传出,引起膀胱逼尿肌收缩,内括约肌松弛,尿液便会进入尿道。此时尿液可以刺激尿道感受器,冲动沿阴部神经再次传到脊髓排尿初级中枢,进一步加强其活动,并反射性抑制阴部神经的活动,使外括约肌松弛,于是尿液就在膀胱腔内压下排出。这种由尿液刺激尿道感受器进一步反射性加强排尿中枢活动的过程是一种正反馈,它能促使排尿反射活动反复加强,直至尿液排完为止。在排尿时,腹肌和膈肌的强力收缩,可以使腹压增高，有协助排尿活动的作用。大脑皮层排尿反射高级中枢对脊髓初级中枢有易化或抑制性的影响，控制着排尿反射活动（图 3-13）。

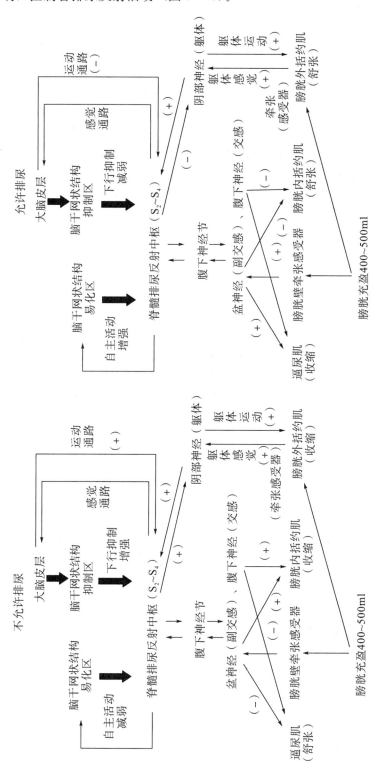

图3-13 排尿反射的控制

1. 神经源性膀胱的病理生理

膀胱逼尿肌由副交感神经纤维组成的盆神经支配，尿道外括约肌受含有躯体神经成分的阴部神经支配，正常的随意膀胱能够通过自主意识控制交感神经支配膀胱三角区和尿道内括约肌。排尿初级中枢在骶髓，同时在脑干和大脑皮层也有排尿的易化和抑制中枢。从解剖形态看，骶神经融合了自主神经和躯体神经成分。骶神经从椎间孔发出后汇合成盆神经支配逼尿肌，而盆神经汇合成阴部神经支配尿道外括约肌、肛门括约肌和盆底肌。各个骶神经对膀胱的影响不同。其中，S_2、S_3 对膀胱的影响最大，但切断单侧的骶神经不影响排尿反射。不同水平的神经损伤表现为不同特征的排尿障碍。当损伤发生在骶髓以上时，骶髓的排尿中枢失去了高级中枢的控制，形成反射性排尿，表现为不能随意控制排尿，在尿液积存到一定量时出现突然的逼尿肌收缩，发生排尿，而这时尿道括约肌及盆底肌却不能协同松弛，即产生功能性排尿梗阻，称为逼尿肌−括约肌协同失调。脊髓损伤的平面越高，这种协同失调的发生率越高。当脊髓圆锥或骶神经根完全性损伤后，由于排尿中枢或其传出支受损而失去排尿反射，产生尿潴留，只能通过增加腹压或导尿排出尿液。

2. 神经损伤后膀胱功能障碍的主要分类

（1）膀胱功能障碍的分类方法很多，其中 Bors−Comarr 分类法（1971）包括感觉神经元病变、运动神经元病变、感觉及运动神经元病变（含上、下运动神经元病变）和混合性病变（含体运动神经元及下内脏运动神经元病变、下体运动神经元及上内脏运动神经元病变、下内脏运动神经元病变而体运动神经元正常）。

（2）Hald−Bradley 分类法（1982）将 Bors−Comarr 分类法简化为以神经、肌肉病变部位分类，即骶上病变（骶上脊髓病变）、骶下病变（外周自主神经元病变）和肌源性病变。

（3）Lapides 分类法（1970）则将膀胱功能障碍分为以下几类。

1）感觉麻痹性神经性膀胱：由选择性阻断膀胱到脊髓或脑部的感觉神经的疾病引起，早期表现为膀胱无充胀感，继之过度充盈，剩余尿增多，膀胱压力容积测定呈大容量、低压、高顺应性表现，多见于糖尿病、脊髓痨、恶性贫血、带状疱疹等。

2）运动麻痹性神经性膀胱：由支配膀胱的副交感运动神经遭到破坏引起，如广泛性盆腔手术或创伤。早期症状为痛性尿潴留，排尿起始困难，继之逼尿肌无主动性收缩。

3）无抑制性神经性膀胱：由皮层调节通路损伤或疾病引起，此通路的损伤引起排尿反射的过度增加，常见症状为尿频、尿急及急迫性尿失禁，剩余尿少，出现逼尿肌不稳定性收缩；膀胱感觉通常正常。常见疾病为脑卒中、脑脊髓肿瘤、帕金森综合征、脱髓鞘性疾病等。

4）反射性神经性膀胱：由骶髓与脑干间感觉、运动神经完全阻断的脊休克后状态引起，最常见于脊髓损伤、横断性脊髓炎、脱髓鞘性疾病等。症状表现为膀胱无感觉，无主动性排尿，常有尿失禁发生，有逼尿肌无抑制性收缩及逼尿肌−外括约肌协同失调。

5）自主性神经性膀胱：由膀胱感觉及运动神经与骶髓完全分离所致，由骶髓、骶神经根或盆神经广泛受损引起。早期相当于脊休克膀胱的表现，不能主动起始排尿、感觉迟钝，此后呈低顺应性膀胱的表现，尿失禁实质上是充溢性尿失禁。

膀胱功能包括贮尿和排尿两个方面：分别由脑桥的排尿中枢（脑桥 M 区）及贮尿中枢（脑桥 L 区）控制，并由膀胱逼尿肌和尿道括约肌相互协同完成，其支配神经包括交感神经（T_{12}~L_3）、副交感神经（S_2~S_4）和躯体神经（S_2~S_4），受脊髓、脑桥的调节和大脑皮层的意识控制。脊髓、马尾损伤后，在休克期表现为无张力性膀胱，自主性神经活动抑制，膀胱内括约肌收缩，外括约肌松弛，逼尿肌麻痹，产生尿潴留和尿失禁。休克期后，脊髓圆锥以下损伤时，仍然为无张力性膀胱，经膀胱训练在膀胱壁神经丛形成原始初级反射，成为自律性膀胱，当尿液积蓄到一定程度时，可有微弱的逼尿肌收缩，但无完整的排尿反射，不能排尽，只能通过用手挤压腹部增加腹压才能排出尿液，放松后排尿即停止。脊髓圆锥以上损伤时，损伤平面以下与高级中枢分离但未受损的脊髓逐渐恢复功能，具有完整的排尿反射弧，但不能主动控制膀胱外括约肌，少量尿液即能触发不同强度的膀胱逼尿肌收缩，呈反射性尿失禁，即间歇性不自觉地反射性排尿而不能自主，以尿失禁为主（高张力膀胱）。此类膀胱由于尿道括约肌不能协同松弛，出现逼尿肌与括约肌间歇性或持续性协同失调，使膀胱排空不全。通过膀胱训练增强逼尿肌与括约肌的协调活动，可形成自动性膀胱或反射性膀胱。与排尿活动有关的躯体神经初级反射弧可用球海绵体反射（BCR）检查，与控制排尿有关的主动运动神经通路可用盆底运动诱发电位（P－MEP）检查，与会阴、盆腔器官感觉有关的神经通路可用阴部神经体感诱发电位（P－SSEP）检查。马尾和脊髓损伤后神经源性膀胱类型见图 3－14。

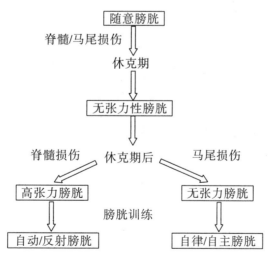

图 3－14　马尾和脊髓损伤后神经源性膀胱类型

【病例 1】患者，女，47 岁，因右侧骨盆骨折术后排尿困难 3 个月就诊。患者诉膀胱胀满疼痛，排尿起始不畅，增加腹压及手法按压后可排除部分尿液，但排尿后仍感膀胱胀满。尿动力学检查：膀胱顺应性可，未见逼尿肌无抑制性收缩，膀胱最大容量

（MCC）260ml（正常值 400~600ml），未见逼尿肌收缩波形，初尿意容量（FD）150ml（正常值 150~250ml）。根据 Lapides 分类判断属于运动麻痹性神经性膀胱。电生理检查：BCR 潜伏期延长（左、右侧对称）；P－MEP 左右侧对称，起始潜伏期（Onset Latency，OL）属于正常范围；双侧 P－SSEP 潜伏期延长。电生理检查提示体神经 S_2 ~S_4 节段反射弧功能损害，会阴神经感觉通路传导异常，但支配盆底肌的皮层脊髓束和马尾运动传导正常，因此本病例的 BCR 起始潜伏期延长而 MEP 起始潜伏期正常，支持周围神经损害神经源性膀胱，且电生理显示为双侧反射弧和传导束损害，较 X 线显示的范围更为广泛。骨盆骨折术后神经源性膀胱 X 线、BCR、SEP 和 MEP 检查图示见图 3-15。

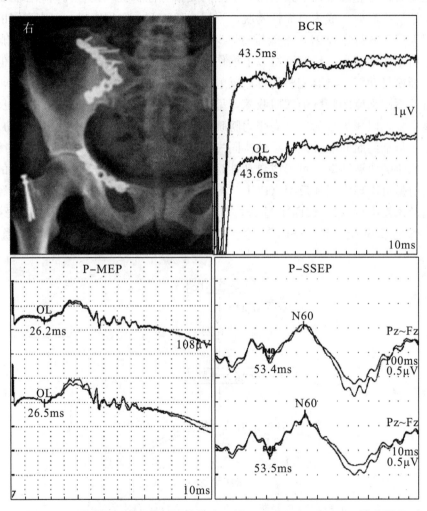

图 3-15　骨盆骨折术后神经源性膀胱 X 线、BCR、SEP 和 MEP 检查图示

【病例 2】患者，女，40 岁，因下肢感觉减退、肌无力伴尿频、尿急和排尿障碍 3 年就诊。查体：下肢肌张力正常，T_2 水平以下感觉减退，右下肢痛觉较左下肢减弱，病理征阴性，共济失调。MRI 检查显示 T_2~T_3 水平脊髓内占位（局限性脊髓空洞症）。尿动力学检查：初尿意容量（FD）250ml，膀胱最大容量（MCC）300ml，膀胱残余尿

量（PVR）>100ml（正常为无膀胱残余尿量），膀胱顺应性偏低，充盈期未见逼尿肌不自主收缩，排尿期逼尿肌收缩乏力，腹压辅助排尿，未见尿液排出。电生理检查：左、右侧 BCR 潜伏期在正常范围，P-MEP 不能引出，P-SSEP 潜伏期延长（图 3-16）。

　　本病例 MRI、P-MEP 和 P-SSEP 检查显示中枢感觉、运动神经损害，BCR 提示骶脊髓反射弧功能正常，根据 Lapides 分类法判断应属于无抑制性神经性膀胱。但尿动力学检查显示患者仍具有逼尿肌麻痹，显然不符合无抑制性神经性膀胱的定义。因此，电生理检查结合尿动力学检查更能提供较全面的信息。

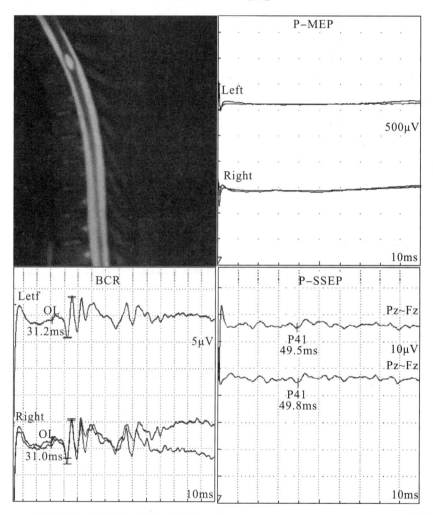

图 3-16　局限性脊髓空洞症神经源性膀胱患者 MRI、P-MEP、P-SSEP 和 BCR 检查图示

　　【病例 3】患者，女，28 岁，腰椎骨折致尿失禁 5 个月。现病史：5 个月前因务工从高处坠下致腰部屈曲位损伤，腰部疼痛不能站立负重，下肢麻木无力，尿失禁。在当地医院确诊为 L1 压缩性不稳定性骨折。行急诊入院切开复位内固定、抗感染、间歇性导尿等治疗。后转入康复科行电刺激、针灸等治疗，但尿失禁未见明显改善，遂至我院行神经电生理检查。就诊时查体：坐轮椅，剑突以下躯干感觉减退，双下肢伸膝、屈

踝、屈膝肌力Ⅱ～Ⅲ级，肌张力增高，Babinski 征阳性，Oppenheim 征和 Gordon 征可疑，未引出阵挛。左、右侧 BCR 起始潜伏期在正常范围（28.20～28.30 毫秒）（图 3－17A），左、右侧 P－MEP 起始潜伏期延长（41.30～44.40 毫秒）（图 3－18A），P－SSEP 的 P41 波潜伏期延长（47.90 毫秒）（图 3－19－A）。因患者腰椎已安置金属内固定，未能进一步行脊椎 MRI 检查。为改善尿失禁，对患者进行重复经颅磁治疗（Repetitive Transcranial Magnetic Stimulation，rTMS）和骶神经功能磁治疗（Functional Magnetic Stimulation，FMS）治疗。rTMS 和 FMS 的治疗参数分别为 90％和 100％运动阈值强度，刺激频率为 20Hz，刺激串间隔 10sec，左、右运动Ⅰ区 rTMS 各 900 脉冲，骶骨背面中线骶神经 FMS 1800 脉冲，治疗频度为 1 次/天。治疗 80 次后进行上述神经电生理复查，左、右侧 BCR 起始潜伏期仍在正常范围（27.30～27.40 毫秒）（图 3－17B），左、右侧 P－MEP 起始潜伏期缩短（31.20～31.40 毫秒），P－MEP 波幅提高 2～3 倍（图 3－18B），P－SSEP 的 P41 波潜伏期缩短至正常范围（40.80 毫秒）（图 3－19B）。治疗后初尿意容量、强烈尿意容量和最大容量均有不同程度的提高，残余尿量有所下降（表 3－2）。

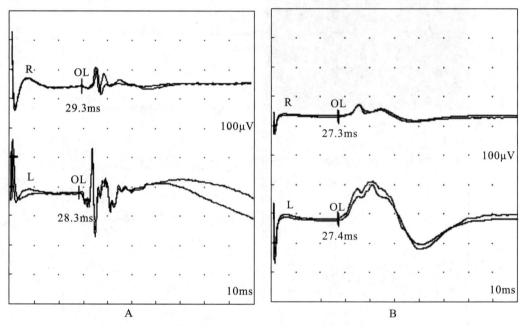

图 3－17　rTMS 和 FMS 治疗前（A）和治疗后（B）BCR 比较

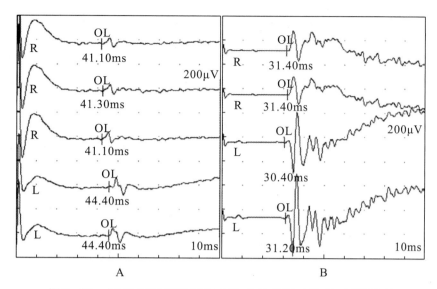

图 3-18 rTMS 和 FMS 治疗前（A）和治疗后（B）P-MEP 比较

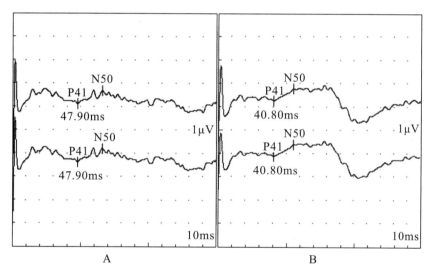

图 3-19 rTMS 和 FMS 治疗前（A）和治疗后（B）P-SSEP 比较

表 3-2 治疗前后尿动力学比较

	初尿意容量（ml）	强烈尿意容量（ml）	最大容量（ml）	残余尿量（ml）
治疗前	147.9	346.6	388.5	126.3
治疗后	210.8	413.7	458.9	89.6

本病例显示，骶上型神经源性膀胱的中枢感觉、运动传导通路损害可能与尿动力学异常具有相关性。通过自上而下的运动皮层磁治疗和自下而上的骶神经磁治疗，可促进脊髓传导束功能恢复，同时骶神经磁治疗可能促进膀胱自主神经功能修复，从而改善尿动力学指标。

尿失禁是指尿液不自主地流出。尿失禁的治疗主要有保守治疗和手术治疗。手术治疗主要采用经尿道悬吊术，其治愈率为 70%～90%。但手术治疗可能引发一些并发症，如盆腔疼痛和排尿困难等。保守治疗主要包括药物治疗、电刺激治疗和磁治疗等。电刺激治疗可以有效地缓解患者尿失禁的症状，但该治疗方式需在肛门或阴道放置刺激电极，所引起的疼痛不适等限制了其广泛应用。磁治疗是一种新型无痛、非创伤性的神经刺激方法，它是利用时变的电流流过线圈产生时变的磁场，从而在组织内产生感应电流，通过高频（$\geq 5Hz$）或低频（$\leq 1Hz$）使某些可兴奋组织产生兴奋或抑制的治疗技术，无须内置电极。研究表明，在抑制逼尿肌过度活动方面，磁治疗比电刺激治疗更有效。

脊髓损伤后排尿障碍的磁治疗包括以下几类：

磁治疗盆神经、腹下神经：患者坐在椅子上，会阴部正好对着线圈的中央，在磁治疗时感受到肛门或阴道括约肌最强的收缩。磁治疗强度逐渐增加到患者的容忍限度，刺激频率为 10Hz。患者的膀胱最大容积在刺激后均较刺激前明显增大，膀胱腔内压在最大容积时均较刺激前下降。

磁治疗骶神经根：将线圈置于骶骨背面刺激 $S_2 \sim S_4$ 神经根。Bycroft 发现，骶髓以上损伤的患者没有排尿时，磁治疗可使尿道和肛门外括约肌收缩，而膀胱腔内压力和逼尿肌压力无明显变化；在患者出现排尿时，磁治疗骶神经根可使膀胱逼尿肌压力降低，抑制亢进的膀胱排尿反射，缓解尿失禁的症状。

磁治疗耻骨弓上区：通过尿流动力学检查可见膀胱压力平均变化为（16.5 ± 4.44）cmH_2O。其中有 17 位患者通过治疗能有效排尿，一位患者可以产生膀胱的完全排空。

磁治疗脊髓：Vernon 等观察了 8 例 $C_4 \sim T_{12}$ 节段陈旧性脊髓损伤压力性尿失禁患者，尿流动力学检查可见膀胱逼尿肌亢进。线圈放置在 $L_2 \sim L_4$ 椎体正中线，刺激频率为 20Hz，治疗中发现大部分患者的膀胱腔内压下降，膀胱的最大容积增加，可明显缓解尿失禁症状。

林斌等（2017）纳入了 8 项临床随机对照研究进行 Meta 分析，其中磁治疗组 293 例，对照组 233 例，评价磁治疗对尿失禁的疗效。研究显示，相较于对照组，磁治疗组可以明显减少尿垫的重量，并明显增加膀胱容量和膀胱的最大容量，证明磁治疗是一种有效的治疗方法。1998 年，美国 FDA 批准将磁治疗仪用于治疗尿失禁患者盆底肌无力、恢复神经肌肉控制；2000 年，FDA 批准磁治疗仪可用于治疗急迫性尿失禁、尿潴留及尿频、尿急症状；《2014 版中国泌尿外科疾病诊断治疗指南》指出，磁治疗可有效改善压力性尿失禁症状；《2017 版欧洲泌尿外科学会慢性盆腔疼痛指南》指出，磁治疗是一种可选的物理治疗干预方式，同时也是膀胱康复技术。

（二）功能性便秘

功能性便秘（Functional Constipation，FC）是指持续排便困难，便次减少或排便不尽感，且排除肠易激综合征的一种症候群，它符合 FC 无力或矛盾性收缩的特点。近年来，由于神经胃肠病学的发展，对神经内分泌、生化介质、肌电活动及精神心理等因素在该病发病中作用的探索逐步深入，初步揭示了 FC 的发生和脑-肠轴关系密切（Remes-Troche JM，2008；Rao SSC，2004；Bharucha AE，2006）。

研究者采用正电子发射断层扫描、功能磁共振成像和脑磁图等对脑-肠轴进行了深入研究，证实 FC 病理生理学改变与大脑中枢活动有关，胃肠活动通过各处的传出和传入通路与大脑皮层活动相关并受到神经调节。双相脑－肠轴功能异常都将引起这类疾病的发生。

倪敏等（2011）采用经颅磁治疗（TMS）运动诱发电位研究 FC 的神经电生理特征，以反映皮层－腰骶－肛门直肠神经通路的功能状态。采用直肠内置海绵状表面电极记录肛门外括约肌的电活动，分别记录经颅磁治疗皮层运动诱发电位（TMS－CMEP）和腰骶（L_4平面正中线旁开 $3\sim5cm$）磁治疗腰骶脊神经根运动诱发电位（MS－LMEP）。研究显示，与正常对照组比较，FC 组 TMS－CMEP 波幅显著降低（$P<0.05$），波潜伏期和峰间期无显著变化，FC 组波形分化不良，重复性差。FC 组 MS－LMEP 潜伏期延长，波幅下降，差异显著（$P<0.05$）。研究认为，皮层－腰骶－肛门直肠神经通路的传导障碍可能是 FC 发病的潜在神经生理学机制。

此外，FC 的发病率上升与社会节奏加快、生存压力增大有密切的关系。抑郁、焦虑、紧张等情绪常会扰乱正常的排便规律，抑制肠道蠕动。

【病例 4】患者，女，56 岁，反复便秘 3 年。患者于 3 年前不明原因反复便秘并逐渐加重，伴情绪不稳、失眠、紧张、恐惧、盆底胀痛、腹胀。常反复更换厕所才能排便。

神经电生理检查：左、右侧 ICR 潜伏期延长（45.50～54.00 毫秒）（图 3－20A），左侧潜伏期长于右侧；左、右侧 P－MEP 潜伏期在正常范围（30.20～31.40 毫秒）（图3－21A）；MRI 显示骶管内 S_2水平 2cm×1cm 异常高信号，不排除骶管内囊肿（图 3－22）。

心理测评：汉密尔顿抑郁量表分值（HAMD）31 分，汉密尔顿焦虑量表分值（HAMA）27 分。

rTMS、FMS 和药物治疗：rTMS 采用 100％MT 刺激强度，20Hz 高频左侧额叶背外侧 900 脉冲和右侧额叶背外侧 1Hz 低频 900 脉冲；骶骨背面骶神经 50％最大输出强度 20Hz 高频 1800 脉冲，每天治疗一次。药物治疗为舍曲林 75mg/d、曲唑酮 50mg/d。

治疗 30 次后，患者大便逐渐通畅，腹胀和盆底疼痛缓解，情绪和睡眠改善并稳定。神经电生理复查显示，左、右侧 ICR 潜伏期较治疗前缩短（图 3－20B），右侧 ICR 潜伏期已在正常范围（37.9～38.2 毫秒），左侧 ICR 较治疗前缩短（49.80 毫秒）（图 3－21B）。左、右侧 P－MEP 潜伏期较治疗前缩短（23.50～24.60 毫秒）。HAMD 和 HAMA 评分分别降低至 9 分和 7 分。患者骶椎 MRI 图示见图 3－22。

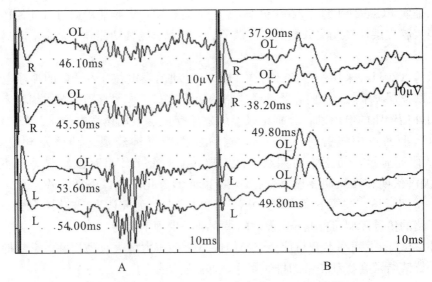

图 3-20　治疗前（A）和治疗后（B）ICR 比较

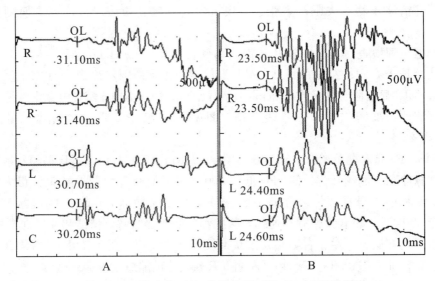

图 3-21　治疗前（A）和治疗后（B）P-MEP 比较

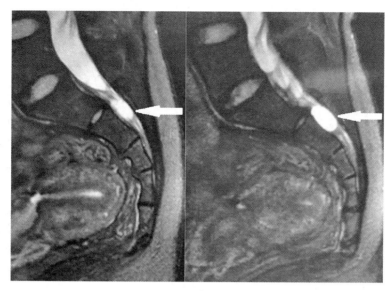

图 3—22　患者骶椎 MRI 图示

本例采用 rTMS 联合药物治疗改善大脑高级功能，缓解抑郁/焦虑症状，同时采用 FMS 改善骶脊髓反射弧功能，并通过 rTMS 和 FMS 联合作业增强下行通路传导功能，从而治疗 FC。

1993 年 Hoflich 首次报道了采用 rTMS 治疗抑郁症，2008 年美国 FDA 批准了用 rTMS 治疗难治性抑郁症，2010 年 rTMS 等一批神经刺激技术被首次纳入美国精神病协会编制的《抑郁症治疗实用指南（第三版）》。同时，rTMS 也应用到焦虑障碍、双相情感障碍、精神分裂症、物质依赖、脑卒中、帕金森综合征、多发性硬化和肌萎缩侧索硬化等疾病的治疗研究中（Lefaucheur，2014）。因此，rTMS/FMS 正成为非药物替代疗法的一种热门技术，越来越引起临床和学术界的重视。

脊髓是调控胃肠运动的低级中枢和部分神经的最后通路。除延髓迷走神经中枢发出的副交感神经可控制胃肠的运动外，由 $S_2 \sim S_4$ 节段发出盆神经的副交感神经支配横结肠左 1/3 以下的肠道，调节肠神经系统控制的协调性运动应答，以提高肠道收缩活动。骶副交感中枢对结肠动力，特别是排便起着重要的调节作用。传统的电刺激主要是刺激运动纤维，而 FMS 则是刺激感觉纤维。采用经皮脉冲磁治疗骶髓神经，有利于改善肌力和感觉，且主要改善受损神经局部的血液循环，同时，电刺激还有利于肌肉兴奋性的提高，从而唤醒部分神经细胞功能。神经电生理研究证实，神经的再生能力与电场引起的血液循环改善有关。Zanakis 等（1990）发现，电场是神经的营养剂，并认为这是首要的作用。临床研究中应用经皮脉冲磁治疗 $S_2 \sim S_4$ 脊髓副交感节前纤维，使脊髓内副交感神经在人工去极化作用下沿神经节前纤维产生动作电位，电冲动可直接兴奋肠壁内神经节，继而促使胃肠平滑肌收缩，加强肠蠕动速率，同时电冲动在传导过程中促使神经活性物质的合成和循环释放，有利于神经自身结构和功能修复（赵坚，2014）。

综上，盆底神经评估技术既能反映盆底神经功能障碍的发生机制，又能指导盆底神经调控治疗，且能评价盆底神经康复疗效。作为精准化诊疗的一部分，盆底神经评估技术应当大力发掘、推广和进一步提高。

第七节　超脉冲激光技术

点阵式光热作用（Fractional Photothermolysis，FP）理论由美国哈佛大学激光医学专家 Manstein 于 2004 年提出。利用特殊的技术手段，使激光发射出很多口径细小且一致的光束，作用于皮肤后在其中产生很多大小一致、排列均匀的三维柱状热损伤带，称为微热损伤区（Microscopic Thermal Zons）。每个微热损伤区周围形成组织凝固带，未损伤的附近正常组织迁移，使表皮细胞迅速修复，因此将其命名为点阵激光。点阵激光可以有不同的波长，但均以水作为靶点，产生热效应，促使新的胶原纤维合成、胶原重塑。不同波长对水的吸收作用不同，所产生的热效应也强弱不等，由此可将点阵激光分为两大类：非气化型点阵激光和气化型点阵激光。气化型点阵激光主要包括 Er 点阵激光（2940nm）、YS-GG 点阵激光（2790nm）、CO_2 点阵激光（10600nm）。水对这些波长的吸收性很强，激光光束所经之处皮肤组织被气化，所产生的 MTZs 为一真正的孔道。其中 CO_2 点阵激光能量被皮肤表层吸收较少，穿透能力强，同时其产生的孔道外周还有一层热凝固带，CO_2 点阵激光的凝固带也是最宽的，所以其热效应最强。CO_2 点阵激光通过高聚焦镜发出 $75\sim100\mu m$、能量分布均匀的多点微小焦斑，焦斑间被正常组织分隔，有效减少了热传导的损伤。这个特性有利于皮肤愈合，同时减少传统激光器全光束的潜在不良反应，上皮迅速再生，并减少感染、愈合不良等并发症。CO_2 激光以低能量、微创的优势广泛应用于妇科生殖整复和美学领域，目前主要应用于生殖道整形手术、外阴阴道萎缩（VVA）、阴道松弛症（VRS）、外阴苔藓样病变、压力性尿失禁（SUI）、会阴疼痛及性生活不满意等。

一、生殖道整形手术

由于激光具有迅速封闭血管、切割及凝固作用，其以出血少、创伤小、无须切开缝合等优势，被迅速用于阴唇整形、阴道再造及阴蒂包皮切除等各种外生殖器整形手术，不仅提高了手术的安全性和疗效，而且减少了患者术后的不适和并发症。

二、外阴阴道萎缩

随着女性绝经后雌激素水平下降，泌尿生殖道将发生一系列萎缩性变化。目前 VVA 主要通过局部和全身应用雌激素类药物及辅助应用阴道润滑剂、栓剂等治疗，但停药后易反复复发。激光治疗成为一种可选择的治疗方法。研究显示，CO_2 点阵激光治疗 VVA 后，外阴灼热、干燥、瘙痒及性交痛等症状明显改善，并且治疗后阴道黏膜胶原蛋白及细胞外基质增加，血管生成，阴道上皮厚度及糖原储存增加，组织再造，但无周围组织的损伤。一项 1500 例绝经后女性治疗后随访一年的国际多中心研究也支持上述结论。这意味着激光技术可能改变广大女性的保健意识和临床治疗理念。

三、阴道松弛症

阴道松弛症可表现为阴道漏气、致病菌侵入、黏膜干涩及敏感度降低等。据ACOG统计，其发病率可达20%，但就诊率低。临床上多采用阴道紧缩术，但手术创伤大。盆底肌锻炼、性激素及其他药物的疗效有限。激光阴道再造（Laser Vaginal Rejuvenation）开启了激光治疗 VRS 的"无创"方法。激光的热效应使黏膜胶原蛋白新生，皱襞重现，达到阴道紧缩的目的，而且可以多次治疗。

四、压力性尿失禁

尿失禁是一个严重问题，其治疗费用不断增加，患病率和发病率不断上升。阴道内激光对于尿控障碍的作用首次报道于 2009 年，该作用在生殖道年轻化的缩阴治疗中偶然被发现。

虽然 TVT 和 TOT 被认为是压力性尿失禁治疗的金标准，但我们相信激光的应用将使不少患者避免手术，使病情痊愈或极大改善。Jorge 等用 CO_2 点阵激光治疗压力性尿失禁，结果 30 名压力性尿失禁患者治疗反应良好，60% 的患者症状消失，40% 的患者病情明显好转。激光对于前部筋膜有紧致作用，可提升并支撑膀胱底和尿道，减轻尿道活动过度，由此改善尿道闭合功能。CO_2 点阵激光的剥脱和热效应刺激了新生的有弹性的尿道阴道及膀胱尿道筋膜，产生了与放置在尿道中段的无张力吊带相同的作用，支持了尿失禁的关键区，即膀胱颈和尿道中后部。

五、外阴苔藓样病变

CO_2 点阵激光是皮肤科常用的激光治疗方法，多用于痤疮瘢痕、慢性单纯性苔藓等皮肤病的治疗，其治疗组织效应主要为热损伤。开展气化型表皮重建治疗可促使局部皮肤下胶原纤维量增加，重新排列规整，使其加速恢复，是基于连续性 CO_2 点阵激光发展而来的治疗措施。激光的热效应使组织水肿并释放热休克蛋白 70 和转化生长因子等，促进成纤维细胞增生以及胶原蛋白、蛋白多糖等细胞外基质合成，从而使组织恢复弹性，并伴随血管重建及血流量增加，改善局部皮肤的血供情况，修复局部搔抓破损组织，保持皮肤的完整性和弹性，增强局部对外界的抵抗力，防止瘙痒症状→搔抓局部皮肤→苔藓样皮损面积扩大→搔抓的恶性循环。

另外，外阴营养不良一般伴有局部色素减退，激光可以刺激皮肤真皮处的黑色素干细胞以及皮损边缘黑素细胞自体接种。2012 年，Shin 等人应用 CO_2 点阵激光联合 NB-UVB 光疗治疗白癜风，治疗 4 个月后仅 10% 的患者达到超过 50% 白斑复色。2014 年，Hélou 应用 CO_2 点阵激光及太阳光照治疗白癜风，在 M3 时 60% 的患者达到超过 50% 白斑复色。对于点阵激光而言，表皮剥脱可能是白斑复色的主要因素。剥脱激光白斑复色过程中黑色素细胞的可能作用如下：

第一，激光治疗处组织即刻收缩可能会导致白斑缩小。

第二，激光治疗白斑的同时会影响白斑周围的少量正常皮肤，可能导致黑色素细胞迁移。

CO_2 点阵激光的作用机制是通过表皮内的水分子吸收光能，导致热量积聚，以及随后的表皮和浅表真皮的消融。CO_2 点阵激光通过对局部皮肤产生大量微热的作用区域，不仅能去除角化过度的表皮，而且对真皮下层有残留的热效应。硬化性苔藓患者的真皮，尤其是真皮－表皮交界处附近的真皮，在理论上以失调信号为特征。激光可能使皮肤 $α3β1$ 整合素表达上调，反过来刺激 MAP 激酶，促进表皮迁移，抑制表皮角化过度。通过皮肤的再上皮化减少角化过度，这样可以提高局部皮层类固醇的疗效。这种减少角化过度的现象可以解释为 CO_2 点阵激光消融了功能不正常的真皮－表皮区域，创造了一个功能正常的新区域。这一点已经被 Lee 的研究所证实，Lee 对 4 位皮层类固醇治疗无效的外阴硬化性苔藓患者进行了 CO_2 点阵激光治疗，治疗后 4 名患者的主观症状均有所改善。他们发现 CO_2 点阵激光在临床上对抑制角化过度非常有效。然后外用皮层类固醇进行维持治疗，效果满意。该治疗方法没有其他不良反应，如感染或出血等。所有患者均在 3~4 周发生再上皮化。2011 年，Gaspar 等报道了 CO_2 点阵激光治疗 40 例外阴营养不良的对照研究，结果显示，外阴瘙痒、性交痛等症状明显改善，无不良事件发生。另一例报道 2 例 VLS 患者外用 0.05％ 丙酸氯倍他索无反应，经 CO_2 点阵激光治疗后外阴组织再生上皮正常，无进一步随访治疗，症状持续时间延长（2~3 年）。另一项研究报道，由 7 名 VLS 妇女组成的病例中，有 6 名对其他治疗有困难的患者在激光消融后无症状。

激光的疗效与治疗参数、能量、作用时间等相关。外阴硬化性苔藓是一种伴有过度角化的萎缩性苔藓病变，病变皮肤薄，适合稍高密度、较低能量的激光。虽然在治疗前给予患者局部表面麻醉，但因局部皮肤薄，高能量治疗时患者疼痛不易耐受。对于慢性单纯性苔藓患者，一般外阴局部增生明显，可给予高能量激光，但如果局部抓痕明显，有破损，则需要适当降低治疗能量。临床治疗中发现，低能量激光对缓解患者瘙痒效果良好，高能量激光对外阴色素恢复较好，但还需要进一步观察证实。

CO_2 点阵激光既有侵袭性治疗的快速和显效，又有热效应强、治疗效果更好、不良反应少、恢复快的优势。CO_2 点阵激光治疗外阴营养不良的不良反应包括疼痛、外阴局部轻度水肿与结痂、感染、皮肤过敏等，一般症状较轻，不需特殊干预，对症处理后大部分可缓解。

第八节　机械刺激治疗技术（LPG ©技术）

一、技术原理

机械刺激治疗技术是一项无创的、借助负压吸力作用的按摩技术，在身体塑形和减脂等美容领域得到广泛的应用。目前疗效被公认并通过了 FDA 认证的是著名的 LPG ©技术，也叫作©治疗。这是由 Louis Paul Guitay 在法国开创的一种治疗方法。这种非侵入式的技术利用两个驱动型滚轮的工作机制。滚轮会移动并抬起被吸起来的一块皮肤，由吸力机制带来负压，滚轮带来正压，对构成皮肤和皮下组织的所有解剖结构产生生物关键性的机械压力，给予目标细胞（如成纤维细胞、内皮细胞、脂肪细胞）以机械刺激信息从而触发其生物应答，活化皮肤以及皮下脂肪组织，实现美容、加速术后康复、促进产后康复和恢复盆腹动力等目的。具体的技术原理如下：

（1）刺激成纤维细胞，产生胶原蛋白、弹性蛋白以及透明质酸，加速胶原纤维与基质的合成，促进伤口愈合，改善肤质。

（2）刺激内皮细胞，改善血液循环和淋巴循环。

（3）刺激脂肪细胞，活化脂肪组织，减少脂肪囤积。

二、主要适应证

（1）恢复盆腹动力：改善腹部松弛症状，消除局部肥胖，协调盆腹动力学。

（2）产后形体修复：淡化妊娠纹，改善皮肤松弛症状。

（3）术后康复：消除手术部位水肿，防止术后粘连。

（4）改善循环功能障碍：提高局部血液循环，加速创口愈合。

（5）淡化和软化疤痕：改善烧伤后遗症，软化切口疤痕等。

（6）缓解局部和全身疲劳，舒缓精神压力。

（7）皮肤美容：改善皮肤弹性，淡化和消除皱纹。

（8）缓解和消除疼痛：治疗纤维肌痛症、慢性盆腔疼痛等。

（9）运动系统物理治疗：加速关节及肌肉功能的恢复。

三、主要禁忌证

（1）体内恶性肿瘤：非绝对禁忌证，有充分证据证明，肿瘤彻底切除后，可衡量利弊选择性治疗。

（2）传染病和感染性疾病：尤其是接触性传播疾病，如真菌性皮肤病等。

（3）皮肤破损或炎症区域：如疱疹、痤疮炎症期等，禁止在皮肤炎症区域操作，但可以选择非炎症区域做排泄治疗，促进恢复。

（4）已经采用其他美容方式，如整容手术、注射填充物（如注射肉毒杆菌、玻尿酸两周内）等。

（5）血液疾病，如血小板减少症、凝血功能障碍疾病。

（6）抗凝血治疗期。

（7）血管和血栓性疾病，如静脉曲张、血管炎、下肢静脉血栓等。

（8）腹壁局部薄弱，如腹部疝气、腹股沟疝等。

（9）体表肿瘤，如脂肪瘤、血管瘤等。

（10）严重骨关节或者肌肉病变。

（11）怀孕不是绝对禁忌证，在充分知情同意下，可局部治疗下肢水肿等。

（12）佩戴电生理治疗仪器，如心脏起搏器、骶神经刺激器（膀胱起搏器）等。

四、注意事项

（1）部分内分泌治疗者：甲状腺功能减退、糖尿病或长期服用肾上腺皮质激素的患者使用 LPG 治疗有减弱药效的可能性。可在专业医师的监管下，权衡利弊后选择性治疗。

（2）避免夸大疗效：LPG 治疗在美容医学方面的效果众所周知，但绝对要避免过分夸大 LPG 的疗效，制造过高的期望值。

第九节　中医康复技术

一、艾灸疗法

（一）定义

艾灸疗法是指采用艾灸或其他药物制成的灸炷或灸条，点燃后熏熨、刺激人体体表的一定部位，起到防治疾病作用的方法。

（二）作用原理

1. 局部温热刺激效应

借助灸火的温热及药物作用，通过经络传导使局部皮肤充血，毛细血管扩张，局部皮肤组织代谢能力加强，增强血液循环与淋巴循环，缓解和消除肌痉挛，促进炎症、粘连、渗出物、血肿等病理产物的消散吸收；同时，还可引起大脑皮层抑制作用的扩散，降低神经系统的兴奋性，发挥镇静止痛的作用；此外，温热作用还能促进药物的吸收。

2. 经络调节

经络是一个多层次、多功能的调控系统。在穴位上施灸时，艾火的温热刺激通过腧穴、经络传导，可起到温通气血、扶正祛邪的作用。因此，艾灸疗法不仅能治疗疾病，而且能增强体质，预防疾病。

（三）分类

艾灸疗法历史悠久，依据药物的形状可分为艾柱灸、艾条灸，按操作手法可分为直接灸（包括瘢痕灸、悬灸）、间接灸（包括隔姜灸、隔盐灸等）和温灸器灸。

（四）适应证与禁忌证

1. 适应证

艾灸疗法一般用于虚寒证和阴证，最常应用于慢性久病及阳气不足之证，如子宫脱垂、压力性尿失禁、慢性盆腔疼痛、性功能障碍等。

2. 禁忌证

艾灸疗法的禁忌证主要考虑病情和部位两个方面。①病情方面：阴虚阳亢及邪热内炽者一般不宜用灸或慎用。②部位方面：面部穴位不宜直接灸，以免烫伤形成瘢痕；重要器官部位、乳头、大血管处、肌腱浅在部位不宜直接灸；妊娠期下腹部及腰骶部不宜施灸。

（五）注意事项

艾灸疗法的施灸量及疗程应该根据病情和患者情况而定。一般来说，急性病施灸疗程短，慢性病施灸疗程长，身体壮实者施灸量宜大，身体虚弱者施灸量宜小。

施灸顺序：临床上一般遵循"先上后下，先阳后阴"的原则：先灸背部，后灸胸腹；先灸头身，后灸四肢；壮数先少后多，艾柱先小后大。临床上还应结合病情，因病制宜。

（六）雷火灸

雷火灸属于艾灸疗法的一种，是用雷火灸条进行治疗的方法。雷火灸条是在普通清艾条的基础上加上乳香、没药、穿山甲、全蝎等名贵中药材做成。与普通清艾条相比，雷火灸药效峻猛、火力猛、渗透力强、治疗面广。雷火灸在燃烧时产生的热辐射能量比普通清艾条大 2 倍以上。在同等条件、距离时测得的最高温度，雷火灸为 240℃，普通清艾条为 90℃。雷火灸还有独特的操作手法，可治疗慢性久病及阳气不足之证，疗效比普通清艾条要好。

二、针刺疗法

（一）定义

针刺疗法是以中医理论为指导、经络腧穴理论为基础，运用针刺防治疾病的一种方法。

（二）作用原理

（1）疏通经络：通过刺激经络、腧穴，使人体经络通畅，气血运行正常，从而恢复正常的生理功能。

（2）扶正祛邪：通过扶正祛邪，从而调节疾病的发生发展及转归过程，提升人体自身的修复功能。

（3）调和阴阳：通过经络特性、经穴配伍和针刺手法共同作用来实现机体从阴阳失衡的状态向阴阳平衡的状态转化。

（三）分类

针刺疗法一般分为毫针刺法、三棱针法、皮肤针法、电针法、皮内针法、火针法、头针法、穴位注射法、制治法、埋线法等。

（四）适应证与禁忌证

1. 适应证

临床上，针刺疗法可用于各类盆底功能障碍性疾病。

2. 禁忌证

（1）患有严重过敏性、感染性皮肤病以及出血性疾病者（如血小板减少性紫癜、血友病等）禁用。

（2）孕妇的腹部、腰骶部、会阴部、三阴交等部位禁止用针刺疗法，妇女月经期非病情需要慎用针刺疗法。

（五）注意事项

（1）患者在过度饥饿、暴饮暴食、醉酒及精神过度紧张时，禁用针刺疗法。

（2）重要器官所在部位如胁肋部、背部、肾区、肝区不宜直立、深刺；大血管走行处及皮下静脉部位的腧穴如需针刺，则应避开血管。

三、拔罐疗法

（一）定义

拔罐疗法，又称吸筒疗法，古代称为"角法"，是指用燃火、抽气等方法使罐内的气压低于大气压，使罐吸附于病痛部位、经穴处的体表以治疗疾病的方法。

（二）作用原理

1. 负压作用

中医学认为，拔罐是一种良性刺激，可以使机体自我调整，具有产生行气活血、舒筋活络、消肿止痛、祛风除湿等功效，从而促进机体恢复平衡。国内外研究发现，人体在火罐负压吸拔时皮肤表面可溢出大量气泡，促进局部组织的气体交换，同时负压使局部毛细血管通透性改变和毛细血管破裂，少量血液进入组织间隙产生瘀血，血红蛋白释出，出现自体溶血现象。

2. 温热作用

拔罐可对局部皮肤产生温热刺激，使血管扩张，促进局部血液循环，加强新陈代谢，使机体的废物、毒素加速排出；同时可增强局部组织的耐受性和机体的抵抗力。

3．调节作用

由于温热等一系列良性刺激通过皮肤及血管感受器的反射途径传到中枢神经系统，从而产生反射性兴奋，调节了大脑皮层的兴奋与抑制过程，使之趋于平衡；同时加强了大脑皮层对身体各部分的调节作用。拔罐还能促进淋巴循环，使淋巴细胞的吞噬能力加强。

（三）分类

罐因材料及使用方法不同而各异。常用的有竹罐、内罐、玻璃罐、多功能电罐等。

（四）适应证与禁忌证

1．适应证

临床上拔罐疗法多被用于慢性盆腔疼痛、肌肉痛、腰背肢体痛、胃痛、头痛、尿失禁、粪失禁等。

2．禁忌证

（1）急重症、慢性全身虚弱性疾病及接触性传染病患者，严重心脏病、心力衰竭患者，血小板减少性紫癜、白血病及血友病等出血性疾病患者，急性外伤性骨折、严重水肿者，精神分裂症、抽搐、高度神经质及不合作者，精神紧张、疲劳、饮酒以及过饥、过饱者禁用。

（2）皮肤高度过敏、皮肤肿瘤（肿块）部、皮肤溃烂部及疝气处，妊娠妇女的腹部、腰骶部，乳房部、前后阴部、心尖区、体表大动脉搏动部及静脉曲张部，以及眼、耳、口、鼻等五官孔窍禁用。

（五）注意事项

（1）拔罐治疗室应宽敞明亮、空气流通、室温适宜，要注意为患者保暖，并防止晕罐。

（2）老人、儿童与体质虚弱者施罐数量宜少，留罐时间宜短。初次拔罐者，除应消除其畏惧心理，拔罐数量与时间也宜少、宜短，待适应后再酌情增加。

四、推拿疗法

（一）定义

推拿疗法是在人体的特定部位上，运用各种手法（包括特定的肢体被动运动）来防治疾病的一种中医外治疗法，古称"按摩""按跷""挢引"等。推拿手法种类繁多，有推法、摩法、擦法、揉法、按法、点法、拿法、抖法、振法、拍法、击法、叩法、摇法、扳法、拔伸法等。

（二）作用原理

通过手法作用于体表特定部位，纠正人体骨关节与软组织解剖位置的错位，达到理筋整复、矫正畸形、恢复组织器官功能的目的。

（三）适应证与禁忌证

1. 适应证

推拿疗法的应用范围很广，各类盆底功能障碍性疾病均可应用。

2. 禁忌证

（1）对于有血液病或出血倾向（如血友病、恶性贫血、紫癜等）的患者，推拿疗法有可能导致局部组织内出血，应慎用。

（2）各种急性传染性疾病（如肝炎等）、感染性疾病、恶性肿瘤患者不宜用此法。

（3）有皮肤破损、皮肤病（如湿疹、癣、斑疹、脓肿等）的部位，暂不行此治疗，以免引起局部感染。

（4）对于诊断不明确的急性脊柱损伤或伴有脊髓损伤症状的患者，使用推拿疗法有可能加重脊髓损伤的程度。

（5）严重心、脑、肺、肾等器质性疾病患者，禁止单独使用推拿疗法。

（6）在剧烈运动后、饥饿或极度劳累，以及体质极度虚弱时，亦不宜立即行推拿疗法，以免发生昏厥。

（7）妊娠期、月经期妇女，其腰骶部和腹部不宜使用推拿疗法，其他部位需要行推拿疗法，以轻柔舒适的手法为宜，以免出现流产和出血过多。

五、中药热敷疗法

（一）定义

中药热敷疗法是采用药物和适当的辅料经过加热处理后，敷于患部或腧穴的一种治疗方法。

（二）作用原理

中药热敷疗法是联合热力与中药药力作用于肌表，通过经络血脉输布全身，直达病灶，以治疗疾病的一种传统方法，具有温经通络、镇痛消肿、祛湿散寒、调整脏腑阴阳的作用。中药热敷疗法可以促进血液循环，增加局部药物浓度，并改善周围组织营养代谢，从而达到治疗疾病的目的。

（三）分类

中药热敷疗法可分为以下几种：药包热敷、药饼热敷、药末热敷、药液热敷、药渣热敷。

（四）适应证

（1）痛证，如慢性盆腔疼痛、腰痛、腿痛、痛经等。

（2）尿潴留、便秘、腹泻、子宫脱垂等。

（3）失眠、神经官能症等。

（五）注意事项

（1）严格掌握热熨的温度和手法力量的大小。热熨温度以患者能够耐受为宜。烫熨手法有推、揉、擦、按等，力度应恰当。温度高时，手法应轻快；温度稍低时，手法宜稍重。

（2）如果热敷患处出现水疱，小的水疱应避免刺破或者挤压，应待其自然吸收。如果水泡较大，可于消毒后用无菌毫针在水疱底部刺破放水，保护创面，局部涂抹烧伤膏以防止感染。

（3）年老体弱者热敷后应适当饮温开水。孕妇腰骶部、腹部应慎用中药热敷疗法。

六、情志疗法

（一）定义

情志疗法是中医传统康复疗法之一．又称为精神康复法，古称"意疗""心疗"，是指康复工作者运用语言、表情、姿势、行为等手段影响患者的感受、认识、情绪和行为，改善异常情志反应，消除致病的情志因素，使形神调和，促使心身康复的一类方法。情志疗法相当于心理治疗。

（二）作用原理

1. 改善异常情志反应

当躯体遭遇功能障碍时，会产生相应的精神情绪改变，集中体现在对功能障碍的态度上。常见的异常情志反应包括抑郁、焦虑、愤怒、否认、依赖等。这些反应可以单独出现，也可以联合出现。异常情志反应一方面提示功能障碍所导致的后果；另一方面在体内蓄积又会妨碍康复，甚至加重病情，导致新的功能障碍。情志疗法通过改善异常情志反应，不仅能够促进原有功能障碍的消除，而且能够预防出现新的功能障碍。

2. 消除致病精神因素

情志疗法通过语言、表情、姿势、行为等手段，累积对机体的良性刺激，提高患者的心理风险抵御能力，以消除致病精神因素。正如"心病还须心药医"，情志疗法可从根源上解除患者的精神负担，帮助患者真正从功能障碍的心理阴影中走出来。

（三）分类及适应证

情志疗法主要包括情志相胜法、说理开导法、暗示疗法、心理沙盘游戏及娱乐疗法。

1. 情志相胜法

情志相胜法是中医独特的情志康复方法。它是根据《黄帝内经》的情志相胜理论，有目的地通过语言或非语言的多种手段，激起患者的某些情志活动，以达到纠正异常情志活动、减轻和消除某些躯体症状、促使某些情志病证痊愈的目的。情志相胜法适用于癫、狂、痫、惊恐、喜笑不休等病证。

2. 说理开导法

说理开导法指通过劝说、指导、安慰、保证等手段来疏泄情感，适用于焦虑、紧张、恐惧等心理障碍患者，可以为其提供精神支持。

3. 暗示疗法

暗示分为积极暗示和消极暗示。在医疗实践中采用的是积极暗示，通过积极暗示调动患者的自我暗示来寻求内心的平衡。暗示疗法主要适用于消除癔症性躯体障碍，特别适用于急性起病的患者。

4. 心理沙盘游戏

心理沙盘游戏又称箱庭游戏，是目前国际上很流行的心理治疗方法。它通过让患者唤起童心，找到回归心灵的途径，进而调节身心。心理沙盘游戏适用于焦虑、抑郁、紧张、恐惧等心理障碍患者及慢性盆腔疼痛、性功能障碍患者。

5. 娱乐疗法

娱乐疗法是指通过人的正常活动来康复心身功能，充分利用人体的自我康复能力达到形神调和目的的治疗方法。娱乐疗法包括音乐、歌咏、戏剧、琴棋书画、放风筝、钓鱼等，主要用于与心理因素有关的疾病，如焦虑、抑郁、紧张等。

（四）注意事项

（1）选择正确的情志疗法。

（2）注重建立良好的医患关系。

七、传统运动疗法

（一）太极拳

太极拳是以太极哲理为依据，以太极图形组编动作的一种拳法。太极拳是我国宝贵的民族遗产，姿势优美，动作柔和，既能锻炼身体，又能防治疾病。太极拳不仅我国人民喜练，而且受到世界各国人民的欢迎。

常练太极拳可以增强血管的弹性，加强呼吸功能，增加肺活量，强身健体。

（二）八段锦

八段锦是我国民间流传较广、作用较好的一套养生操，其动作简单，易学易练，运动量不大，人人可行，随时可做，站地可练。八段锦特别适合盆底功能障碍性疾病患者。

八段锦除有强身益寿的作用外，对于头痛、眩晕、肩周炎、腰腿痛、消化不良、神经衰弱诸症也有防治功效。

（三）五禽戏

五禽戏为两千多年前的名医华佗通过模仿虎、鹿、猿、鸟、熊五种禽兽的动作而创立的一套锻炼身体的方法。

五禽戏属于一套系统的功法，模仿五禽的动作各有侧重，但又是一个整体。五禽戏具有强壮身体的功效，对各种盆底功能障碍性疾病有很好的治疗和预防复发的作用。

（四）易筋经

易筋经是一种中医养生气功，源自我国古代秦汉的引导术。它简单易学，动作舒缓，形态优美，是一种改变肌肉、筋骨质量的特殊锻炼方法。经常练习易筋经，可以改善人体肌肉、神经系统，疏通血脉，调节人体平衡，促进身体健康。

八、饮食疗法

（一）定义

饮食疗法是在中医理论指导下，有目的地选择饮食，或将食物与药物配合制成药膳，来治疗或辅助治疗疾病，以帮助患者康复的治疗方法。

（二）作用原理

饮食疗法的作用原理是"药食同源"。许多中药本身就是食物，如山药、生姜、百合等。不同的食物有不同的性味和作用。饮食疗法就是利用食物的不同性味和作用来调节人体的阴阳平衡，以达到防病治病、增强体质、延年益寿的目的。比如偏寒体质或患寒性疾病者，可选择羊肉、鹿肉、生姜、胡椒等性质属热的食物，用于补充阳气，温里散寒；偏热体质或患热性疾病者，可选择藕汁、西瓜、绿豆等食物，用于清热、生津、止渴。

（三）注意事项

（1）饮食温度：饮食温度适中，不可过热或过凉，尤其在夏天饮食不可贪凉，注意保护脾胃功能。

（2）饮食搭配：合理搭配饮食，荤素各半，果蔬与水谷相间，避免饮食偏嗜。

（3）饮食规律：饮食有节，不可贪多，且要定时进食，保持规律。

（4）重视食物的禁忌：如热证患者忌食辛辣之物，如酒、姜、辣椒、花椒等；寒证患者慎食生冷之品，如刺身、生蚝、雪糕、冷饮等；脾胃虚弱者忌食生冷黏滞油腻之物，如肥肉、奶酪、冷饮、油炸食品等。

第十节　肌内效贴布

肌内效贴布（Kinesiology Tape）是一种源于日本的具有弹性的贴布。肌内效贴布通过胶布不同的拉力牵拉表皮，拉长表皮与肌肉之间的距离，从而改变筋膜和组织液流动的方向，使皮下的流通性和通透性更好，促进血液循环和淋巴循环。目前所使用的肌内效贴布可以被拉伸 $50\%\sim70\%$，其采用水波纹状涂胶。基于患者不同的功能障碍，利用不同的粘贴技巧对相关部位进行贴扎，可以有效地对神经肌肉、循环代谢功能产生相应的治疗作用。

　　19 世纪 70 年代，日本整脊医师 Kenzo-Kase 创造了肌内效贴布，并率先在运动损伤中应用。经欧美改良后，肌内效贴布被应用于体育运动和康复医学。肌内效贴布不断进步，在治愈肌肉疼痛、改善运动功能、增加本体感觉等领域的研究越来越多。其在临床的主要作用是改善运动功能、支撑肌肉和稳定关节，却不会限制机体的正常活动。肌内效贴布被康复治疗者、运动员普遍应用。

　　贴扎部位不同，肌内效贴布的形状也不同。康复临床上有 I 型、Y 型、X 型、O 型、扇形、灯笼型肌内效贴布。各种形状的肌内效贴布有不同的使用经验，例如，O 型一般用于骨折或软组织撕裂伤，其形状类似于口唇，可增强肌张力，增加血液循环，减少肌萎缩和失用。肌内效贴布有锚（Anchor）、尾（Tail）及方向，最先贴扎端为锚，沿着肌肉、骨骼贴，最后固定端即尾。尾向锚有一定的回缩力，方向通常是沿肌肉关节力线或相反。

附　录

一、盆底诊治中心就诊流程

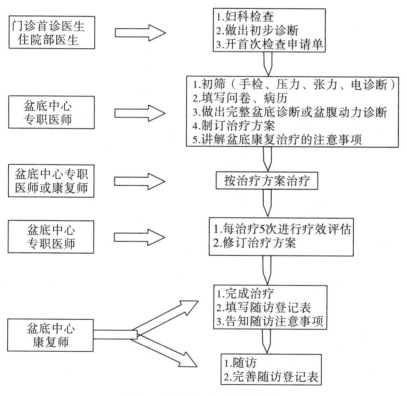

图1　盆底诊治中心就诊流程

二、产后盆底功能障碍性疾病诊治流程

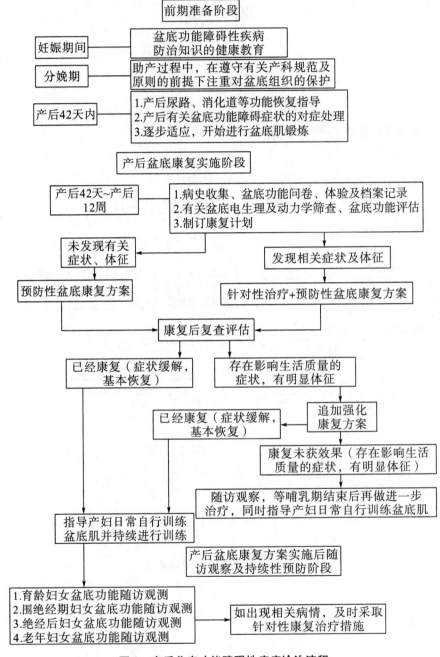

图2　产后盆底功能障碍性疾病诊治流程

三、妇科病房盆底治疗流程

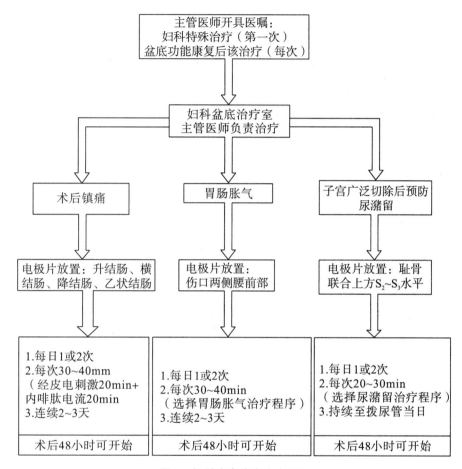

图 3　妇科病房盆底治疗流程

四、盆底功能初诊评估流程

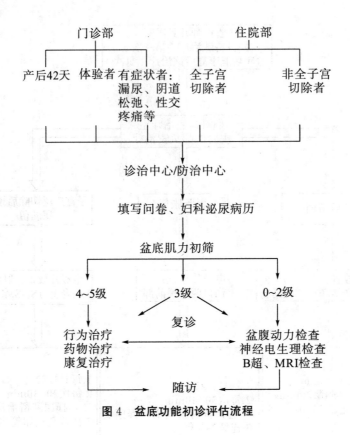

图 4　盆底功能初诊评估流程

五、尿失禁诊治流程

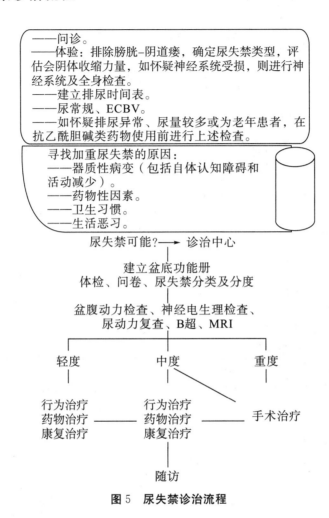

图 5 尿失禁诊治流程

六、盆底功能检查申请单

四川大学华西第二医院盆底功能检查申请单

编号：_____　就诊卡号：_____　就诊部门：_____　就诊病因：_____　就诊日期：_____
姓名：_____　出生日期：_____　性别：_____　籍贯：_____　现居住地：_____
身份证号码：_____　手机号码：_____　职业：_____
现在体重：_____kg　身高：_____cm　末次月经时间：_____年_____月_____日

<table>
<tr><td rowspan="11">产科病史</td><td colspan="8">总怀孕次数：_____　分娩次数：_____　流产次数：_____　引产次数：_____</td></tr>
<tr><td></td><td>分娩日期</td><td>孕期母亲
体重增加（kg）</td><td>婴儿出生
体重（kg）</td><td></td><td>分娩日期</td><td>孕期母亲
体重增加（kg）</td><td>婴儿出生
体重（kg）</td></tr>
<tr><td>产①</td><td></td><td></td><td></td><td>产②</td><td></td><td></td><td></td></tr>
<tr><td>产③</td><td></td><td></td><td></td><td>产④</td><td></td><td></td><td></td></tr>
<tr><td>产⑤</td><td></td><td></td><td></td><td>产⑥</td><td></td><td></td><td></td></tr>
<tr><td colspan="8">分娩方式：□自然阴道分娩　　　　□试产转剖宫产
　　　　　　□未临产直接行剖宫产　□水中阴道分娩　□无痛阴道分娩</td></tr>
<tr><td colspan="8">分娩时是否做过会阴侧切？　　□正切　　□侧切　　□否</td></tr>
<tr><td colspan="8">分娩时是否使用过胎头吸引器？　□是　　□否</td></tr>
<tr><td colspan="8">分娩时是否使用过产钳？　　　□是　　□否</td></tr>
<tr><td colspan="8">分娩时会阴是否有过撕裂伤？　□是　　□否</td></tr>
</table>

<table>
<tr><td rowspan="20">一般病史</td><td rowspan="3">临床症状</td><td colspan="4">□剖腹产疤痕疼痛　□腰背疼痛　□阴道疼痛　□性交疼痛</td></tr>
<tr><td colspan="4">□阴道松弛　□下腹坠胀　□尿频、尿急、尿不尽　□漏尿</td></tr>
<tr><td colspan="4">□性生活不和谐　□性欲望下降　□没有性高潮</td></tr>
<tr><td rowspan="6">泌尿道</td><td colspan="4">孕前尿失禁：　　□是　　□否</td></tr>
<tr><td colspan="4">孕期尿失禁：　　□是　　□否</td></tr>
<tr><td colspan="4">如果有，发生在：□妊娠12周内　□妊娠12周到28周　□妊娠28周到足月</td></tr>
<tr><td colspan="4">产后尿失禁：　　□是　　□否</td></tr>
<tr><td colspan="4">尿路感染：　　□是　　□否　　是否频发：　□是　　□否</td></tr>
<tr><td rowspan="2">肠道</td><td colspan="4">便秘：　　□是　　□否　　粪失禁：　□是　　□否</td></tr>
<tr><td colspan="4">痔疮：　　□是　　□否</td></tr>
<tr><td rowspan="2">心脏</td><td colspan="4">心脏起搏器：　□是　　□否</td></tr>
<tr><td colspan="4">心脏植入金属：□是　　□否</td></tr>
<tr><td rowspan="3">基本情况</td><td colspan="4">吸烟：　　□是　　□否　　如果吸烟：每天吸_____支</td></tr>
<tr><td colspan="4">高血压：　□是　　□否　　糖尿病：　□是　　□否</td></tr>
<tr><td colspan="4">慢性咳嗽：□是　　□否　　腰椎疾病：□是　　□否</td></tr>
<tr><td rowspan="2">家族</td><td colspan="4">母亲、姐妹有尿失禁的情况吗？　　　　　　□是　□否　□不清楚</td></tr>
<tr><td colspan="4">母亲、姐妹有盆腔器官脱垂（有处女膜外膨出）的情况吗？　□是　□否　□不清楚</td></tr>
<tr><td rowspan="3">手术史</td><td colspan="4" align="center">除分娩外的妇科手术史</td></tr>
<tr><td>手术时间</td><td>手术原因</td><td colspan="2">手术方式</td></tr>
<tr><td></td><td></td><td colspan="2"></td></tr>
<tr><td>康复</td><td colspan="4">康复治疗：　□是　　□否　　治疗地点：</td></tr>
</table>

检查数据	体格检查	BMI（体质指数，kg/m²）_____　　FBF_____%　　基础代谢_____kcal 体态：　　□正常　　　　　□异常　　扁平足：　　　　　□是　　□否 腹直肌分离：　□是____cm　□否　　耻骨联合分离疼痛：□是　　□否 耻骨联合分离：□是____cm　□否　　骶骨部疼痛：　　　□是　　□否					
	POP-Q测量数据（cm）	前壁3cm点 Aa _____　　　前壁最低点 Ba _____　　前穹隆或阴道残端C_____ 生殖道裂隙 gh _____　　　会阴体 pb _____　　　阴道总长 TVL _____ 后壁3cm点 Ap _____　　　后壁最低点 Bp _____　　后穹隆 D _____					
	肌力测试			I 类		II 类	
		深层	手测	□0s □1s □2s □3s □4s □5s		□0s □1s □2s □3s □4s □5s	
		浅层	手测	□0s □1s □2s □3s □4s □5s		□0s □1s □2s □3s □4s □5s	
	诊断：	阴道前壁膨出　（□I　□II　□III　□IV） 子宫/穹窿膨出　（□I　□II　□III　□IV） 阴道后壁膨出　（□I　□II　□III　□IV） 压力性尿失禁（□轻度　□中度　□重度） 急迫性尿失禁（□轻度　□中度　□重度） 混合性尿失禁（□轻度　□中度　□重度） 阴道松弛　　　（□轻度　□中度　□重度） 外阴白斑　　　（□轻度　□中度　□重度） 备注（若有特殊情况请说明）：_____					
	盆底常规五项功能检查	盆底电生理功能指标	I 类肌纤维肌力：_____级　　　　II 类肌纤维肌力：_____级 I 类肌纤维疲劳度：_____%/s　　　II 类肌纤维疲劳度：_____%/s 盆底动态压力：_____cmH₂O				
设备检查与诊断	盆底功能电生理诊断	盆底张力	盆底肌静态张力：_____g/m²　　　盆底肌动态张力：_____g/m² 5度时盆底肌收缩力（平均值）：_____g/m²　II 类肌纤维反射：_____度 10度时盆底肌收缩力（平均值）：_____g/m²　伸展阻力指数：_____				
		盆底控尿功能	A3 反馈：　□正常　　　□不正常				
		尿流率	尿容量：_____ml　最大尿流率：_____s　达到最大尿流量时间：_____s 平均尿流率：_____ml/s　　　　　总的排尿时间：_____s 排尿延迟时间：_____s　　　　　　第一排空阶段时间：_____s				
		盆底性功能	性生物场景反射：　□正常　　□异常				
		其他检查	神经损伤测定_____ms　　　　尿垫实验_____g				
		肠动力检查	括约肌静息压：_____cmH₂O　　　　括约肌收缩压：_____cmH₂O 主动收缩持续时间：_____s　　　　直肠初感：_____ml 肛管内括约肌反射（SAI）：□正常　□异常　直肠初感：_____ml 肛管外括约肌反射（SAE）：□正常　□异常				

七、盆底功能随访表

姓名：		年龄：	联系电话：			ID：
手术方式： 分娩方式： 手术日期：		首次评估	术后 3 个月/产后 42 天		术后/产后 6 个月	术后/产后 1 年
			康复前	康复后		
尿失禁分度	0 度					
	轻度					
	中度					
	重度					
尿失禁生活质量评分（分）						
盆腔器官脱垂	子宫脱垂					
	阴道前壁膨出					
	阴道后壁膨出					
POP－Q 分度（度）						
盆底肌肉肌力分级						
性生活质量评分						
盆底功能障碍问卷评分						
填表日期						
随访医嘱						
医师/治疗师签名						

参考文献

1. 朱兰，郎景和，2009. 我国成年女性尿失禁患病状况的流行病学研究［J］. 中华妇产科杂志，44（10）：776-779.

2. 朱兰，郎景和，2014. 女性盆底学［M］. 2版. 北京：人民卫生出版社.

3. 廖利民，付光，2012. 尿失禁诊断治疗学［M］. 北京：人民军医出版社.

4. 中华医学会妇产科学分会妇科盆底学组，2017. 女性压力性尿失禁诊断和治疗指南［J］. 中华妇产科杂志，52（5）：289.

5. GUNNARRSSONM，MATTIASSON A，2015. Female stress，urge，and mixed urinary incontinence are associated with a chronic and progressive pelvic floor/vaginal neuromuscular disorder：An investigation of 317 healthy and incontinent women using vaginal surface electromyography［J］. Neurourol Urodyn，18（6）：613-621.

6. RAHND D，ACEVEDO J F，2009. Failure of pelvic organ support in mice deficient in fibulin-3［J］. Am J Pathol，1749（1）：206-215.

7. DREWESP G，YANAGISAWAY H，2007. Pelvic organ prolapse in fibulin-5 knockout mice pregnancy induced changes in elastic fiber homeostasis in mouse vagina［J］. Am J Pathol，170（2）：578-589.

8. GONG R，XIA Z，2019. Collagen changes in pelvic support tissues in women with pelvic organ prolapse［J］. Eur J Obstet Gynecol Reprod Biol，23（4）：185-189.

9. 中华医学会妇产科学分会妇科盆底学组，2014. 盆腔器官脱垂的中国诊治指南（草案）［J］. 中华妇产科杂志，49（9）：647-651.

10. HAGEN S，THAKAR R，2012. Conservative management of pelvic organ prolapse［J］. Obstet Gynaecol Reprod Med，22（5）：118-122.

11. AYORINDEA A，MACFARLANE G J，2015. Chronic pelvic pain in women：an epidemiological perspective［J］. Women's Health，11（6）：851-864.

12. VERCELLINI P，BUGGIO L F，2018. Medical treatment of endometriosis related pain［J］. Best Pract Res Clin Obstet Gynaecol，51（17）：68-91.

13. AGARWAL S K，CHAPRON C，2019. Clinical diagnosis of endometriosis：a call to action［J］. Am J Obstet Gynecol，220（4）：354. e1-354. e12.

14. 张东铭，2010. 慢性盆底痛综合征［C］. 中华中医药学会肛肠分会成立三十周年纪念大会暨2010年中医肛肠学术交流大会论文集，97-101.

15. 丁曙晴，王建六，2013. 盆底疾病影像学及多临床学科临床实践 ［M］. 北京：人民卫生出版社.

16. 中华医学会消化病学分会胃肠动力学组，中华医学会外科学分会结直肠肛门外科学组，2013. 中国慢性便秘诊治指南 ［J］. 中华消化杂志，33（5）：291－297.

17. 李桂荣，王英凯，2011. 功能性便秘的研究进展 ［J］. 中国老年学杂志，31（12）：2372－2375.

18. 唐伟峰，唐晓军，2015. 功能性便秘的中西医研究进展 ［J］. 世界中西医结合杂志，25（6）：880－884.

19. MUGIE S M，BENNINGA M A，2011. Epidemiology of constipation in children and adults：a systematic review ［J］. Best Pract Res Clin Gastroenterol，25（1）：3－18.

20. MAZARETH I，BOYNTON P，2003. Problems with sexual function in people attending London general practitioners：cross sectional study ［J］. BMJ，23（4）：79－89.

21. XIN Z C，TIAN Z J，2000. Studies of sexual function in young and middle－aged Chinese women with BISF ［J］. Int J Impot Res，9（12）：17－25.

22. OSYATH P，FEKEKE S，2003. Sexual dysfunction among patients treated with antidepressants a Hungarian retrospective study ［J］. Eur Psychiatry，18（18）：412－414.

23. ROSEN R C，BROWN C，2000. The Female Sexual Function Index（FSFI）：a multidimensional self － report instrument for the assessment of female sexual function ［J］. J Sex Mar Ther，26（4）：191－208.

24. AUNG H H，DEY J，2004. Alternative therapies for male and female sexual dysfunction ［J］. Am J Clin MED，32（2）：161－173.

25. CHOO M S，KU J H，2007. Cross－cultural differences for adapting overactive bladder symptoms：Results of an epidemiologic survey in Korea ［J］. World J Urol，25（16）：505－509.

26. COYNE K S，SEXTO C C，2011. National community prevalence of overactive bladder in the United States stratiflied by sex and age ［J］. Urology，77（17）：1081－1084.

27. TIKKINENK A，AUVINEN A，2008. Reproductive factors associated with nocturia and urinary urgency in women：A population－based study in Finland ［J］. Am J Obstet Gynecol，199（27）：153 －157.

28. HERSCHON S，GAJISD J，2008. A population－based study of urinary symptoms and incontinence：The Candian Urinary Bladder Survery ［J］. BJU，101（24）：52－56.

29. 张晓薇，叶惠荣，2013. 女性膀胱过度活动症的诊治 ［J］. 实用妇产科杂志，29（7）：487－489.

30. MCGUIRE E J，LYTTON B，1976. Stress Urinary Incontinence ［J］. Obstet Gynecol，47（3）：255－264.

31. DELANCEY J O，1994. Structural support of the urethra as it relates to stress urinary incontinence：the hammock hypothesis ［J］. Am J Obstet Gynecol，170

（6）：1713－1720.

32. DELANCE J O, 1994. The anatomy of the pelvic floor ［J］. Current Opinion in Obstetrics & Gynecology, 6（4）：313.

33. PETROS P E, ULSTENl U I, 1990. An integral theory of female urinary incontinence-Experietal and clinical considerations ［J］. Acta Obstet Gynecol Scand, 21（153）：7－31.

34. 郑丛芝，2016. 生物反馈电刺激联合盆底肌肉训练治疗子宫脱垂的效果分析 ［J］. 实用妇科内分泌杂志（电子版），3（2）：42－42.

35. MAHER R M, HAYES, 2013. Does Transvaginal Neuromuscular Electrical Stimulation Elicit a Pelvic Floor Muscle Contraction? A Pilot Study Using Ultrasonography in Healthy Women ［J］. J Women's Health Phys Therap, 3（2）：102－107.

36. SHARMA N, REKHA K, 2017. Efficacy of transcutaneous electrical nerve stimulation in the treatment of chronic pelvic pain ［J］. J Midlife Health, 8（1）：36.

37. 林斌，朱景振，2017. 磁刺激治疗尿失禁随机对照试验的 Meta 分析 ［J］. 现代泌尿外科杂志，22（2）：138－142.

38. LAYCOCK J, JERWOOD D, 2001. Pelvic floor muscle Assessment：The PERFECT Scheme ［J］. Physiotherapy, 87（12）：631－642.

39. GLAZER H I, HACAD C R, 2012. The Glazer Protocol：Evidence － Based Medicine Pelvic Floor Muscle（PFM）Surface Electromyography（SEMG） ［J］. Biofeedback, 40（2）：75－79

40. GLAZER H I, MARINOFF S C, 2002. Web － enabled Glazer surface electromyographic protocol for the remote, real－time assessment and rehabilitation of pelvic floor dysfunction in vulvar vestibulitis syndrome. A case report ［J］. Journal of Reproductive Medicine, 47（9）：728－730.

41. 周志春，朱海云，2017. Glazer 评估在产后盆底肌肉功能评估中的应用 ［J］. 中国妇产科临床杂志，（3）：65－66.

42. 易念华，张艳，2015. Glazer 盆底表面肌电评估对产后早期盆底功能恢复的疗效观察 ［J］. 中国妇幼保健，30（20）：3376－3378.